临床护理应急预案与处理流程

主　审　赵　兵

主　编　屈　红　王非凡　潘　群

科学出版社

北　京

内 容 简 介

本书包括突发事件、患者病情紧急状态、静脉治疗护理技术操作意外事件、专科急危重症患者的护理应急预案与流程，对120余种紧急事件的护理应急预案与处理流程进行了系统介绍。可提高护士及时发现问题、快速处理紧急事件的能力，使临床抢救过程更加科学化、程序化及规范化，有效规避临床护理工作中的安全风险。

本书供各级医院临床护士及护理学院学生参考使用。

图书在版编目（CIP）数据

临床护理应急预案与处理流程 / 屈红，王非凡，潘群主编.—北京：科学出版社，2019.2

ISBN 978-7-03-060428-6

Ⅰ.①临… Ⅱ.①屈… ②王… ③潘… Ⅲ.①护理学 Ⅳ.①R47

中国版本图书馆CIP数据核字（2019）第009541号

责任编辑：郭 颖 张利峰 / 责任校对：赵桂芬
责任印制：赵 博 / 封面设计：龙 岩

科 学 出 版 社 出版

北京东黄城根北街 16 号
邮政编码：100717
http://www.sciencep.com

三河市春园印刷有限公司印刷
科学出版社发行 各地新华书店经销

*

2019 年 2 月第 一 版 开本：880×1230 1/32
2025 年 3 月第九次印刷 印张：5 1/2
字数：201 000

定价：49.00 元
（如有印装质量问题，我社负责调换）

编 者 名 单

主　审　赵　兵

主　编　屈　红　王非凡　潘　群

副主编　刘　俊　李海荣　刘晓轶　徐海燕　代　敏

编　者（按姓氏汉语拼音排序）

包延乔　程梅娟　崔　莹　代　敏　邓芳芳

杜红艳　范　萍　龚婷婷　郭华丽　郝婷婷

黄　露　黄　蓉　黄陈红　霍朝华　李　娜

李海荣　李晶晶　李群芳　李燕华　廖子敏

刘　静　刘　俊　刘晓轶　罗　群　牟宗娟

潘　群　秦　琴　屈　红　沈春林　宋宏源

唐　娜　田　玮　田晓睿　王非凡　王青丽

王媛媛　文晓玲　吴琼娅　向克兰　徐　雯

徐海燕　许　茜　闫志群　杨怀洁　杨少青

姚　瑶　余良欢　岳　姝　张文俐　郑　艳

郑华蓉

前　言

　　护理工作是医疗卫生工作的重要组成部分，目前我国的医疗卫生事业改革进入新的发展时期，护理专业服务的内涵和外延也随之发生了深刻的变化。一方面，随着人们对健康的认识不断深入，对生存和生命价值的更加重视，使得社会各界对护理工作寄予了更高的期望和要求，特别是对护理服务质量和应急处理能力的期望值不断提高。另一方面，近年来责任制整体护理的实施，强调"以患者为中心"，要求为患者提供优质护理服务，因此我国护理人员数量增长迅速，大量低年资护士分布于临床各科室。

　　因此，如何提高护士的应急能力，是我们临床护理管理工作中所面临的难点和重点。

　　为了提高临床一线护理工作者，特别是低年资护士及时发现问题和快速反应的应急处理能力，使临床抢救过程更加科学化、程序化及规范化，有效规避临床护理工作中的安全风险，我们组织编写了本书，以期作为临床护理人员遇到紧急情况时的工作指南，为广大护理工作者提供参考。

　　本书所有编写人员均是目前辛勤工作在临床一线的护理工作者，他们在完成大量临床工作的同时，参加了本书的编写，谨向参加本书编写的同仁们表示衷心的感谢！

　　由于编写时间仓促、涉及专科领域广泛，因此对书中存在的不足之处，敬请大家给予批评指正！

屈　红

目 录

第1章　突发事件护理应急预案与流程 ……………………… 1

第一节　生命支持类及急救仪器设备故障的应急预案与流程…… 1

　一、心电监护仪故障的应急预案与流程……………………… 1

　二、除颤仪使用中发生故障的应急预案与流程……………… 3

　三、呼吸机使用过程中出现故障的应急预案与流程………… 4

　四、吸氧过程中中心吸氧装置出现故障的应急预案与流程…… 5

　五、吸痰过程中负压中心吸引装置发生故障的应急预案

　　　与流程……………………………………………………… 6

　六、输液泵故障的应急预案与流程…………………………… 7

　七、使用微量注射泵发生故障的应急预案与流程 ………… 8

　八、洗胃过程中洗胃机出现故障的应急预案与流程………… 10

　九、暖箱故障的应急预案与流程……………………………… 11

第二节　临床护理日常使用设备设施故障的应急预案与流程…… 13

　一、监护仪使用中故障的应急预案与流程…………………… 13

　二、心电图机使用中故障的应急预案与流程………………… 14

　三、设备带故障的应急预案与流程…………………………… 15

　四、使用体温计发生损伤的应急预案与流程………………… 17

　五、水银泄漏的应急预案与流程……………………………… 18

　六、使用血压计发生故障的应急预案与流程………………… 19

　七、使用轮椅（平车）时发生意外（撞伤、滑倒）的

　　　应急预案与流程………………………………………… 20

　八、使用床挡发生故障的应急预案与流程…………………… 21

第三节　自然灾害及病房突发事件的应急预案与流程………… 22

一、发生火灾的应急预案与流程 …………………………………… 22

二、发生地震的应急预案与流程 …………………………………… 24

三、病房停电或突然停电的应急预案与流程 ………………… 25

四、病房停水或突然停水的应急预案与流程 ………………… 27

五、病房突发泛水的应急预案与流程 ………………………… 27

六、病房被窃的应急预案与流程 ……………………………… 29

七、急性食物中毒的应急预案与流程 ………………………… 29

第四节 职业暴露的应急预案与流程 ……………………………… 31

一、化疗药配制外溅外溢的应急预案与流程 ………………… 31

二、化疗药废弃物处理应急预案与流程 ……………………… 34

三、发生针刺伤的应急预案与流程 …………………………… 35

四、危险品管理意外事件的应急预案与流程 ………………… 37

第五节 患者发生意外事件的应急预案与流程 …………………… 38

一、重大意外伤害事件护理的应急预案与流程 ……………… 38

二、患者被困电梯自救的应急预案与流程 …………………… 40

三、患者遇暴徒的应急预案与流程 …………………………… 41

四、患者发生坠楼事件的应急预案与流程 …………………… 42

五、患者走失的应急预案与流程 ……………………………… 44

六、患者发生跌倒／坠床时的应急预案与流程 ……………… 46

七、患者出现自杀倾向时的应急预案与流程 ………………… 47

八、患者转运过程中发生意外的应急预案与流程 …………… 48

九、患者使用冰袋出现冻伤的应急预案与流程 ……………… 49

十、住院患者发生烫伤的应急预案与流程 …………………… 50

十一、标本采集错误的应急预案与流程 ……………………… 52

第六节 患者意外脱管事件的应急预案与流程 …………………… 53

一、患者气管插管出现导管脱出的应急预案与流程 ………… 53

二、患者气管切开套管意外脱管的应急预案与流程 ………… 54

三、患者中心静脉导管不慎脱出的应急预案与流程 ………… 55

四、患者导尿管不慎脱出的应急预案与流程 …………………… 56

五、食管、胃肠手术后患者胃管意外脱出的应急预案与流程… 57

六、膀胱手术后患者切口引流管脱出的应急预案与流程 ……… 58

七、患者介入鞘管脱出时的应急预案与流程 …………………… 60

第2章　患者病情紧急状态护理应急预案与流程 ……………… 62

第一节　患者突然发生病情变化时的应急预案与流程 ………… 62

第二节　患者突发猝死的应急预案与流程 ……………………… 63

第三节　患者发生误吸时的应急预案与流程 …………………… 64

第四节　患者发生过敏性休克时的应急预案与流程 …………… 66

第五节　患者外出检查突发呼吸心搏骤停的应急预案与流程…… 67

第3章　静脉治疗护理技术操作意外事件应急预案与流程 ……… 69

第一节　患者静脉治疗身份识别错误的应急预案与流程 ……… 69

第二节　患者静脉治疗发生用药错误的应急预案与流程 ……… 70

第三节　患者静脉输液发生药物外渗的应急预案与流程 ……… 71

第四节　患者静脉治疗发生静脉炎的应急预案与流程 ………… 73

第五节　患者静脉治疗发生导管堵塞的应急预案与流程 ……… 75

第六节　患者静脉治疗发生静脉血栓的应急预案与流程 ……… 76

第七节　患者静脉治疗发生导管相关性血流性感染应急预案

　　　　与流程 ………………………………………………… 78

第八节　患者发生输液反应时的应急预案与流程 ……………… 79

第九节　患者发生输血反应时的应急预案与流程 ……………… 80

第十节　患者发生静脉空气栓塞的应急预案与流程 …………… 82

第4章　专科急危重症患者护理应急预案与流程 ……………… 83

第一节　急诊科急危重症患者护理的应急预案与流程 ………… 83

一、淹溺的应急预案与流程 ……………………………………… 83

二、使用呼吸机抢救突发断电的应急预案与流程 ……………… 85

第二节　内科急危重症患者护理的应急预案与流程 …………… 86

一、患者昏迷的应急预案与流程 ………………………………… 86

二、患者呼吸困难的应急预案与流程…………………………… 88

三、患者发生惊厥的应急预案与流程…………………………… 89

四、患者发生高热的应急预案与流程…………………………… 90

五、患者出现高血压危象的应急预案与流程…………………… 91

六、患者出现高血糖危象的应急预案与流程…………………… 92

七、患者出现低血糖危象的应急预案与流程…………………… 93

八、患者出现急性呼吸衰竭的应急预案与流程………………… 94

九、患者出现急性肝衰竭的应急预案与流程…………………… 96

十、患者出现急性肾衰竭的应急预案与流程…………………… 98

十一、患者出现多器官功能障碍综合征的应急预案与流程…… 99

十二、患者发生急性心肌梗死的应急预案与流程………………100

十三、患者发生严重室性心律失常的应急预案与流程…………102

十四、患者出现急性肺水肿的应急预案与流程…………………103

十五、患者发生晕厥的应急预案与流程…………………………104

十六、患者发生脑出血的应急预案与流程………………………105

十七、患者出现脑疝的应急预案与流程…………………………107

十八、患者癫痫大发作时的应急预案与流程……………………108

十九、患者突发上消化道大出血的应急预案与流程……………109

二十、患者发生弥散性血管内凝血的应急预案与流程…………110

二十一、患者发生糖尿病酮症酸中毒的应急预案与流程………111

二十二、患者出现甲状腺功能亢进危象的应急预案与流程……113

二十三、患者出现肺源性心脏病合并呼吸衰竭的应急预案
　　　　与流程……………………………………………………114

二十四、患者出现大咯血的应急预案与流程……………………115

二十五、患者出现自发性气胸的应急预案与流程………………117

二十六、患者突发肝性脑病的应急预案与流程…………………118

二十七、患者发生感染性休克的应急预案与流程………………119

二十八、患者发生肺栓塞的应急预案与流程……………………121

第三节　外科急危重症患者护理的应急预案与流程 …………… 122

一、患者发生休克的应急预案与流程…………………… 122

二、患者发生创伤性休克的应急预案与流程…………… 124

三、患者发生开放性骨折的应急预案与流程…………… 125

四、患者发生重度颅脑损伤的应急预案与流程………… 127

五、患者出现颅高压危象的应急预案与流程…………… 128

六、患者肾上腺术后危象的应急预案与流程…………… 129

七、患者发生胃肠穿孔的应急预案与流程……………… 130

八、患者发生大面积烧伤的应急预案与流程…………… 130

九、患者出现急性胸部外伤的应急预案与流程………… 134

十、患者胸腔引流管意外脱落的应急预案与流程……… 135

十一、气胸的应急预案与流程…………………………… 136

第四节　妇儿科急危重症患者护理的应急预案与流程………… 138

一、患者产后大出血的应急预案与流程………………… 138

二、患者发生羊水栓塞的应急预案与流程……………… 139

三、患者发生子痫的应急预案与流程…………………… 140

四、患者子宫破裂的应急预案与流程…………………… 142

五、异位妊娠休克患者的应急预案与流程……………… 144

六、高热惊厥的应急预案与流程………………………… 145

七、患儿发生呛奶窒息的应急预案与流程……………… 146

八、危重患儿抢救的应急预案与流程…………………… 148

九、早产儿呼吸暂停的应急预案与流程………………… 149

十、新生儿窒息的应急预案与流程……………………… 150

第五节　五官科急危重症患者护理的应急预案与流程………… 151

一、化学性眼外伤的应急预案与流程…………………… 151

二、患者出现急性喉阻塞的应急预案与流程…………… 153

第六节　手术室护理的应急预案与流程………………………… 154

一、手术室发生火灾的应急预案与流程………………… 154

二、手术患者发生心搏骤停的应急预案与流程……………… 155

三、手术室发生泛水的应急预案与流程………………………… 156

四、手术室停电的应急预案与流程……………………………… 157

五、手术室停水的应急预案与流程……………………………… 159

六、手术室中心吸氧装置故障的应急预案与流程…………… 159

七、手术室中心负压吸引故障的应急预案与流程…………… 160

八、手术标本丢失的应急预案与流程………………………… 161

第七节 消毒供应中心护理的应急预案与流程……………… 162

一、环氧乙烷灭菌器故障的应急预案与流程………………… 162

二、压力蒸汽灭菌器爆炸的应急预案与流程………………… 163

第1章

突发事件护理应急预案与流程

第一节 生命支持类及急救仪器设备故障的应急预案与流程

一、心电监护仪故障的应急预案与流程

【应急预案】

1. 心电监护仪使用中出现故障时，首先检查电源线路连接是否正确、接头是否松动。

2. 评估患者电极片安置部位是否正确，有无松脱。

3. 采取以上措施后心电监护仪仍不能正常工作，应立即拆下故障心电监护仪，启用备用心电监护仪，节假日或夜间备用心电监护仪不能满足需要时联系医工部进行调配。

4. 严密观察患者的生命体征及病情变化，并向患者及家属做好解释工作。

5. 挂"仪器故障牌"标识。

6. 报告护士长，通知医工部及时维修，做好记录交接。

【流程】

心电监护仪故障应急处理流程图

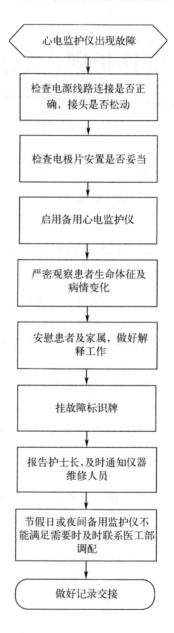

二、除颤仪使用中发生故障的应急预案与流程

【应急预案】

1. 除颤仪使用过程中，发生故障时，责任护士继续行心肺复苏（CPR），同时报告医生、护士长。

2. 密切观察患者的病情变化，积极配合医生抢救与用药治疗。

3. 医护人员立即查看故障原因,做好故障排除:低压电源（或电池）报警时，检查电池是否充电不足，立即连接插头；监视器或记录器报警时，检查电极是否与人体接触不良或脱落。

4. 若故障不能排除，启动紧急替代方案，寻求除颤仪摆放最近的医疗单元或联系医工部给予紧急调配。

5. 通知医工部维修，维修过程及维修结果应及时登记备案，做好交接班。

【流程】

除颤仪使用中发生故障应急处理流程图

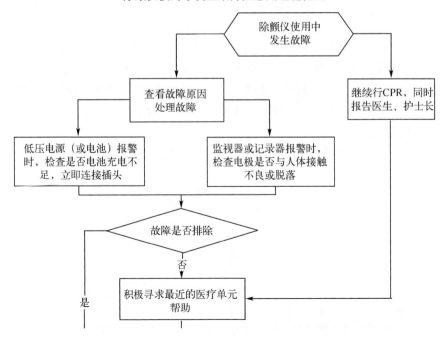

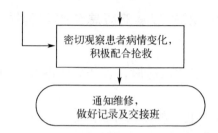

```
密切观察患者病情变化，
积极配合抢救
        ↓
通知维修，
做好记录及交接班
```

三、呼吸机使用过程中出现故障的应急预案与流程

【应急预案】

1. 呼吸机不能正常工作时，护士应立即停止使用呼吸机，迅速分离呼吸机和气管导管连接口，将简易呼吸器与患者人工气道相连，用人工呼吸的方法调整患者呼吸，保障患者生命安全；同时评估患者、通知医生，连接氧气并调节氧流量为 10L/min。

2. 严密观察患者生命体征及病情变化，为清醒患者做好心理护理。

3. 立即更换备用呼吸机，如果没有备用呼吸机，联系医工部协调解决，晚、夜班及节假日联系总值班。

4. 判断呼吸机的故障原因并进行相应处理，确认故障排除后继续使用，重新将呼吸机与气管导管连接，密切观察患者情况，做好记录。

5. 无法排除故障的呼吸机挂上"仪器故障牌"，做好交接班。及时通知医工部维修，维修过程及维修结果应及时登记备案。

【流程】

呼吸机使用过程中出现故障的应急处理流程图

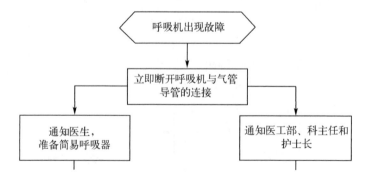

```
呼吸机出现故障
        ↓
立即断开呼吸机与气管
导管的连接
    ↓          ↓
通知医生，    通知医工部、科主任和
准备简易呼吸器    护士长
```

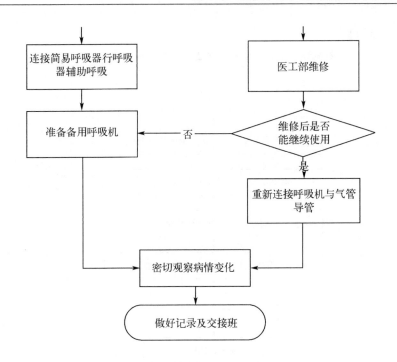

四、吸氧过程中中心吸氧装置出现故障的应急预案与流程

【应急预案】

1. 吸氧过程中中心吸氧装置发生故障时，应立刻使用氧气瓶或氧气袋，调节流量并连接氧气管，保证患者氧气的供应。

2. 向患者及家属做好解释工作。

3. 观察患者缺氧改善情况及监测血氧饱和度，动态观察病情变化。

4. 做好记录及交接班。

5. 通知医工部进行维修。

【流程】

吸氧过程中中心吸氧装置出现故障应急处理流程图

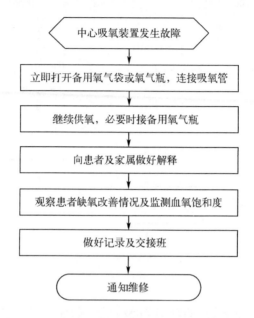

五、吸痰过程中负压中心吸引装置发生
故障的应急预案与流程

【应急预案】

1. 吸痰过程中负压中心吸引装置发生故障时，应立即将吸痰管与中心吸引装置分离，使用备用电动吸痰器或注射器与吸痰管连接吸痰。

2. 向患者或家属做好解释工作。

3. 报告主管医生及护士长。

4. 密切观察患者病情变化及呼吸道分泌物情况，必要时再次吸引。

5. 通知医工部进行维修，做好相关记录及交接班。

【流程】

吸痰过程中负压中心吸引装置发生故障应急处理流程图

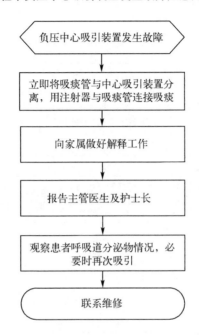

六、输液泵故障的应急预案与流程

【应急预案】

1. 输液泵发生故障时，应立即查看故障原因，做好故障排除：气泡报警时，按"停止"键消除报警，检查管路，进行排气后重新安装管路；注射完毕报警时，按消音键清除，及时更换新的药液或停止输液；管路堵塞报警时，查看管路是否折叠、针头是否堵塞，及时排除故障或重新输液；电源线脱落或电池欠压、欠电报警时，接上电源线。

2. 若故障不能排除，启动备用输液泵，向患者及家属做好解释工作。

3. 若无备用输液泵，报告医生、护士长，人工调节输液速度或外借输液泵。

4. 使用血管活性药物者，护士需密切观察患者病情变化，做好生命体征的监测。

5.故障仪器悬挂"仪器故障牌"，通知医工部维修，做好记录及交接班。

【流程】

输液泵故障应急处理流程图

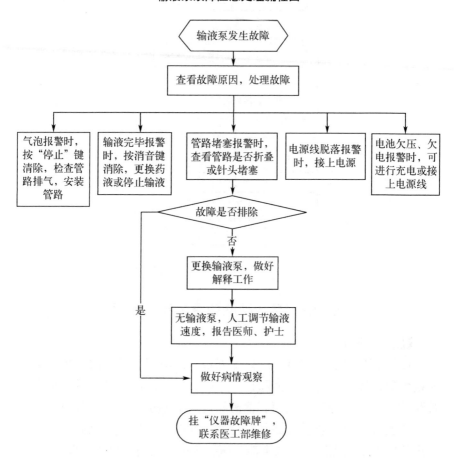

七、使用微量注射泵发生故障的应急预案与流程

【应急预案】

1.使用微量注射泵发生故障时，应立即查看故障原因，做好故障排除：残留报警时，按消音键清除，重点关注药液残余量，及时更换

药液或停用；注射完毕报警时，按消音键清除，及时更换新的药液或停止输液；管路堵塞报警时，查看管路通畅情况，及时排除故障或重新输液；电源线脱落或电池欠压、欠电报警时，接上电源线；注射器卡位不正确报警时，检查并将注射器安装在正确的位置；注射器推杆安装错误报警时，将注射器推片卡入推头槽内；速率超范围提示、输出量等于限制量时，重新进行输液泵设置；系统出错报警时重新设置好参数再启动或更换微量注射泵。

2. 既往操作报警时，按开始键或重新输入参数再启动。

3. 若故障不能排除，更换微量注射泵，向患者及家属做好解释工作。

4. 使用血管活性药物者，护士需密切观察患者病情变化，做好生命体征的监测。

5. 故障仪器悬挂"仪器故障牌"，通知医工部维修，做好记录及交接班。

【流程】

使用微量注射泵发生故障应急处理流程图

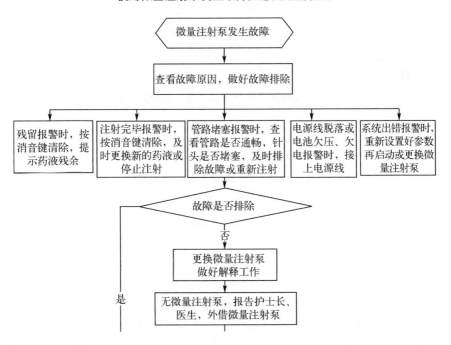

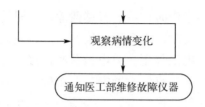

八、洗胃过程中洗胃机出现故障的应急预案与流程

【应急预案】

1.洗胃过程中洗胃机出现故障时,应先关闭洗胃机,分离胃管,流出胃内容物,向患者或家属做好解释与安慰工作。

2.将备用洗胃机推至患者床旁,连接胃管继续洗胃。

3.无备用洗胃机情况下,立即用量筒或50ml空针进行灌洗,直至洗胃液澄清无味。

4.密切观察患者生命体征及病情变化,积极配合医生抢救与用药治疗。

5.查看洗胃机故障原因,做好故障排除。

6.无法排除故障的仪器悬挂"仪器故障牌",通知医工部维修,做好维修记录及交接班。

【流程】

洗胃过程中洗胃机出现故障应急处理流程图

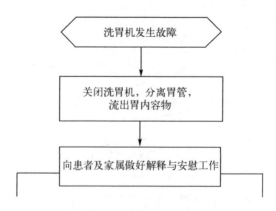

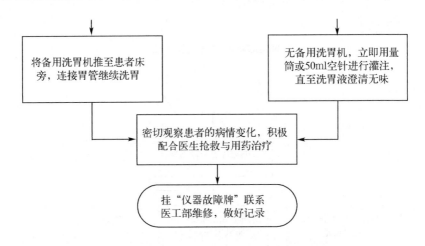

九、暖箱故障的应急预案与流程

【应急预案】

1. 发现暖箱故障或暖箱报警，应立即查明原因并尽快排除故障；暖箱下偏差报警说明暖箱门长期处于开门状态，关闭暖箱门；暖箱上偏差报警，说明环境温度过高，及时调节环境温度开窗通风或开启空调；暖箱风机报警，提示过滤网堵塞，更换过滤网。

2. 无法短时间内排除故障时，报告医生，立即将新生儿移至远红外辐射台保暖，取用备用暖箱，升至原暖箱温度后将患儿放入并测量体温。

3. 严密观察患儿的生命体征及病情变化。

4. 报告护士长，挂"仪器故障牌"标识。通知医工部维修，做好维修记录及交接班。

【流程】

暖箱故障应急处理流程图

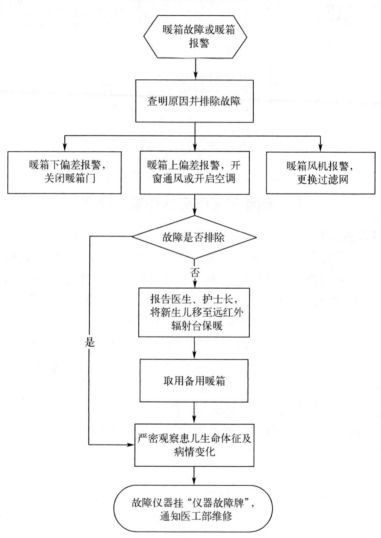

暖箱故障或暖箱报警

↓

查明原因并排除故障

暖箱下偏差报警，关闭暖箱门

暖箱上偏差报警，开窗通风或开启空调

暖箱风机报警，更换过滤网

↓

故障是否排除

否 ↓

报告医生、护士长，将新生儿移至远红外辐射台保暖

↓

取用备用暖箱

↓

是 → 严密观察患儿生命体征及病情变化

↓

故障仪器挂"仪器故障牌"，通知医工部维修

第二节　临床护理日常使用设备设施故障的应急预案与流程

一、监护仪使用中故障的应急预案与流程

【应急预案】

1. 在使用监护仪过程中，随时观察监护仪的动态变化，确保体征参数正常。遇监护仪出现紧急情况，如意外停电、参数报警、设备故障等时，医护人员应采取补救措施，以保护患者使用监护仪的安全。

2. 监护仪出现故障，首先检查电源线路连接是否正常，接头有无松动；发现参数异常应检查或更换电极、接收器线路、接头；若停电，启用备用电池。

3. 立即进行手工测量生命体征，测血氧饱和度，并向患者及家属做好解释工作。

4. 采取以上措施后监护仪仍不能正常工作，拆下故障监护仪，更换备用监护仪。节假日或夜间备用监护仪不能满足需要时联系就近医疗单元调配。

5. 报告护士长，将故障监护仪挂上"仪器故障牌"，及时通知医工部维修，做好维修记录及交接班。

【流程】

监护仪使用中故障应急处理流程图

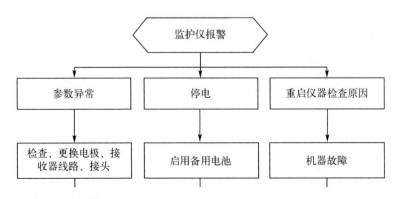

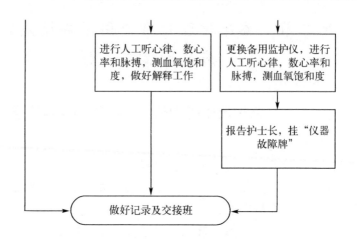

二、心电图机使用中故障的应急预案与流程

【应急预案】

1. 在使用过程中，如心电图机发生故障时，医护人员应及时查看故障原因，做好故障排除。

2. 打印显示直线：首先检查对应导联电极是否脱落，各个接触点是否良好，再次检查各个电极安放是否稳妥、患者是否烦躁不安。

3. 打印不清：查看打印头使用时间是否过长，打印头是否比较脏或有污垢；用棉签蘸酒精擦拭打印头。

4. 卡纸、不走纸：带有蓄电池的心电图机应查看充电蓄电池是否处于饱和状态；更换打印纸。

5. 心电图机故障未排除，应更换备用心电图机，并向患者及家属做好解释工作；如无备用心电图机，报告护士长，外借心电图机；观察患者生命体征及病情变化。

6. 有故障的心电图机挂上"仪器故障牌"，及时通知医工部维修，做好维修记录及交接班。

【流程】

心电图机使用中故障应急处理流程图

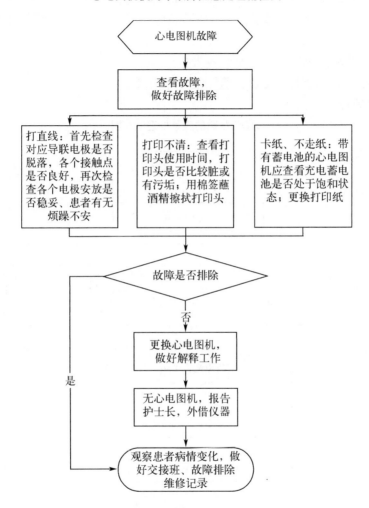

三、设备带故障的应急预案与流程

【应急预案】

1. 发现设备带发生故障时，应立即查看故障原因。

2. 吸氧装置氧流量不稳定：检查是否漏气，与维修部联系维修。

3.吸引装置压力不足:检查是否中心供压不足,与维修部联系维修。

4.插座无电:检查设备带电源总开关是否打开,与维修部联系维修。

5.呼叫器按铃无反应：检查呼叫器音量是否关闭,与维修部联系维修。

6.若故障不能排除，及时报告护士长。

7.做好记录及交接班,通知维修部维修。

【流程】

设备带故障的应急处理流程图

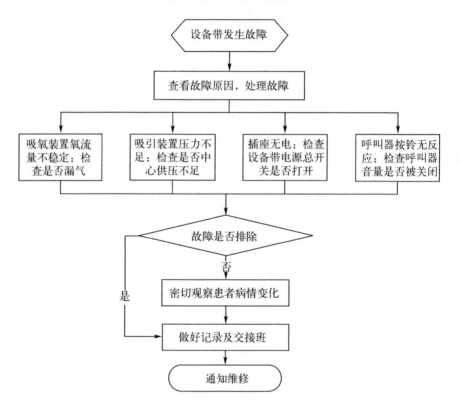

四、使用体温计发生损伤的应急预案与流程

【应急预案】

1. 发现体温计折断,应立即协助患者查找损坏的体温计,脱掉上衣,将玻璃碎屑取出,清洁皮肤,防止其他部位扎伤。更换床单,擦拭床挡,清洁地面,清除残留水银。检查腋下皮肤损伤情况,用碘伏消毒,棉签按压止血,并立即通知医生处理。

2. 发现患儿误将水银体温计咬碎,应立即协助患儿漱口,清理口腔中的玻璃碎屑,并立即报告医生、护士长,遵医嘱给予口服生鸡蛋清或牛奶以延缓水银的吸收,减轻汞中毒。

3. 做好患者或家属的解释及安抚工作。

4. 立即更换体温计及测量部位,重新测量;守候在患者身旁,防止意外再次出现。

5. 观察患者并做好护理记录。

【流程】

使用体温计发生损伤的应急处理流程图

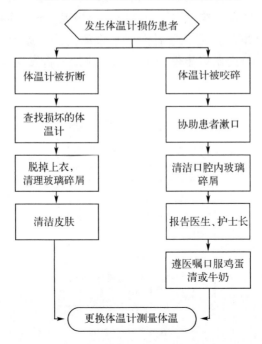

五、水银泄漏的应急预案与流程

【应急预案】

1. 水银体温计、血压计一旦破损发生水银泄漏，应及时清理玻璃碎屑以防刺伤。

2. 做好患者及家属的解释及安抚工作，患者和家属暂离房间，关掉室内所有加热装置，开窗通风。

3. 及时清理水银，防止汞污染环境、空气。

4. 清理水银时避免手直接接触，戴上手套，用硬纸片叠成簸箕形将水银收集起来，或用湿润的小棉棒或胶带纸将洒落在地面上的水银轻轻粘起来，放进可以封口的小瓶中，并在瓶中加入少量水加以封闭，瓶上注明"废弃水银"等标识，与本单位医疗废物暂存点管理人员交接，送环保部门处理。

5. 一旦患者误服，立即通知医生，在医生指导下，用冷水漱口后服用牛奶或生鸡蛋清以缓解身体对水银的吸收。密切观察患者生命体征变化及临床表现，若出现中毒症状，立即进行对症处理。

6. 向护士长报告，做好详细交接班，密切观察病情至病情平稳。

7. 上报不良事件，记录患者误服水银的时间、原因、处理情况、有无并发症等，科内做好事件登记记录，讨论分析发生原因，整改防范措施。

【流程】

水银泄漏的应急处理流程图

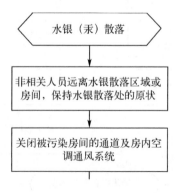

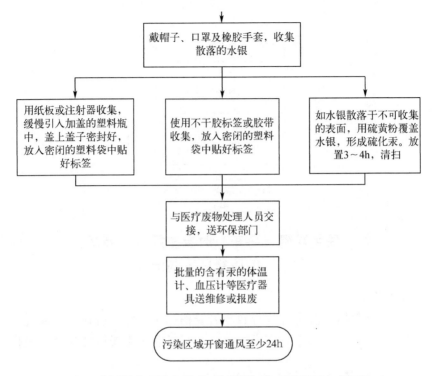

六、使用血压计发生故障的应急预案与流程

【应急预案】

1. 当血压计发生故障，水银柱无法上升时，应立即更换血压计，当水银外泄时，要及时戴手套将水银回收，避免发生汞中毒。

2. 立即告知护士长，请医工部安排维修，在故障未修好之前悬挂"仪器故障牌"，做好维修记录及交接班。

【流程】

使用血压计发生故障应急处理流程图

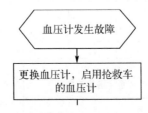

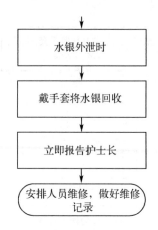

七、使用轮椅（平车）时发生意外（撞伤、 滑倒）的应急预案与流程

【应急预案】

1. 使用轮椅时发生意外导致患者受伤，应立即与所在位置最近的临床科室（病区）联系，请求支援，并同时通知患者所在科室的医护人员。

2. 接到通知的医护人员立即赶赴现场，进行伤情评估与现场急救，对需要进行相关体检的，协助患者完成检查；如无特殊的伤情，做好患者及其家属的解释和安抚工作。

3. 在病情许可的情况下继续完成未完成的检查；病情有变化，及时送回病房，监测生命体征，写好护理记录。

4. 报告护士长，组织全科人员进行讨论，并上报护理不良事件。

【流程】

使用轮椅（平车）时发生意外（撞伤、滑倒）应急处理流程图

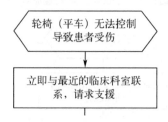

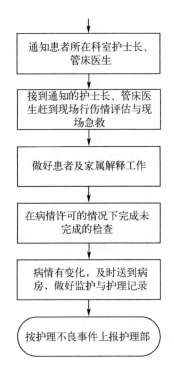

八、使用床挡发生故障的应急预案与流程

【应急预案】

1. 当床挡出现故障时，应告知患者禁止使用床挡，防止造成损伤。

2. 具有坠床风险的患者做好防坠床措施，更换备用床。

3. 通知护士长，立即与维修部门人员联系维修。

4. 做好维修记录及交接班。

【流程】

使用床挡发生故障应急处理流程图

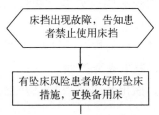

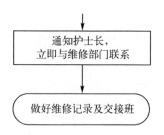

第三节　自然灾害及病房突发事件的 应急预案与流程

一、发生火灾的应急预案与流程

【应急预案】

1. 发现火情后立即呼叫周围人员分别组织灭火，同时报告院保卫科及上级领导，夜间电话通知院总值班。

2. 医护人员首先应保护好患者，有组织、有秩序地帮助患者尽快撤离火场。

3. 撤离时应走安全通道，切勿乘坐电梯。叮嘱患者用湿毛巾捂住口鼻，尽可能以最低的姿势撤离。

4. 如火灾发生在白天，听从科主任、病房护士长指挥，调动病房所有人力协助患者撤离，轻患者由主班及辅助护士带领成批撤离；重患者由责任护士负责，接好各种抢救设备如氧气袋、简易呼吸器等，护送撤离。如火灾发生在夜间，值班护士立即通知院总值班，同时与值班医生共同指挥患者撤离，一名护士带领轻患者迅速撤离，另一名护士与值班医生负责护送重患者撤离。

5. 火势较小时，使用现有的灭火器材和组织人员积极扑救（灭火器材的使用方法详见备注）。

6. 当火势难以控制时，马上拨打"119"报警，并告知准确方位。

7. 关闭邻近的门窗，减少火势扩散。

8. 尽可能切断电源，撤出易爆易燃物品并抢救贵重仪器设备及重要资料。

【撤离原则】

1. 先轻患者后重患者。

2. 护士应做好患者及家属的安抚工作，稳定大家的情绪。

3. 在电梯停用，平车不能使用的情况下，采用临时措施：责任护士用大单或被套作为搬运工具，运送重患者。

4. 按部署有序地撤离，所有人员均要沿楼道右侧行走，以免造成混乱、拥挤。

5. 若大火或烟雾已封锁前后出口时，应退守病房，用毛巾、被子等堵塞门缝，并泼水降温，等待消防队员前来营救。

6. 病房如果断电，主班、夜间当班护士应立即启用应急灯，平时应有专人每天负责检查应急灯是否处于完好备用状态。

【备注】 防火器材的使用流程如下所述。

1. 干粉灭火器的使用 拉下铅封拉环→打开喷嘴→一手持喷管，另一手下压手柄→对准火源喷洒干粉灭火。

2. 壁式消火栓的使用 打开或打碎玻璃门→按下消火栓报警按钮→接上水带，接水枪→拉至火源处，一人扶水枪，一人开启水管阀门→放水灭火。

【流程】

发生火灾的应急处理流程图

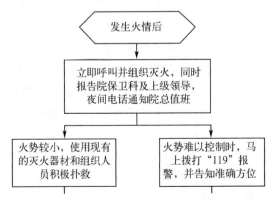

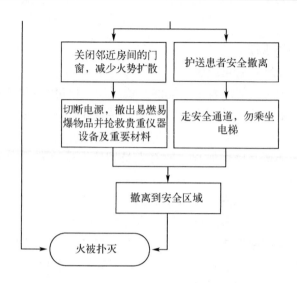

二、发生地震的应急预案与流程

【应急预案】

1. 地震来临时，医护人员要冷静沉着面对，关闭电源、水源、气源、热源，尽力保障人员的生命及国家财产安全。

2. 发生强烈地震时，组织患者有秩序地撤离，将患者疏散至广场、空地。

3. 如地震发生在白天，由科主任、护士长指挥撤离，轻患者由主班及辅助护士带领成批撤离；重患者由责任护士负责，接好各种抢救设备如氧气袋、简易呼吸器等，护送撤离。如地震发生在夜间，值班护士立即通知院总值班，同时与值班医生共同指挥患者撤离，一名护士带领轻患者迅速撤离，另一名护士与值班医生负责护送重患者撤离。

4. 撤离过程中，护理人员要注意维持秩序，安慰患者，减少患者的恐惧，防止因混乱而影响撤离。

5. 情况紧急不能撤离时，叮嘱在场人员及患者寻找有支撑的地方蹲下或坐下，保护头颈、眼睛，捂住口鼻。

6. 注意防止有人趁火打劫。

【撤离原则】

1. 先轻患者后重患者。

2. 灾情发生时，护士应做好患者及家属的安抚工作，稳定大家的情绪。

3. 责任护士调动病房所有人力（包括患者家属），用大单、被套、棉被运送重患者。

4. 有序地撤离，以免造成混乱。

5. 将所有患者撤离至安全地带（听从院总指挥安排）。

【流程】

发生地震应急处理流程图

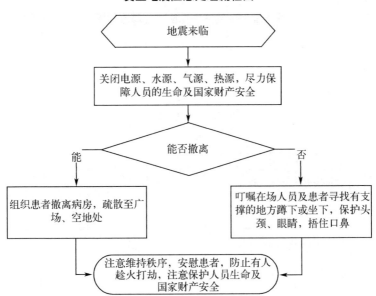

三、病房停电或突然停电的应急预案与流程

【应急预案】

1. 接到停电通知后，立即做好停电准备，备好应急灯、手电筒、蜡烛、生命支持类仪器蓄电池等。

2. 立即开启病房应急灯或点燃蜡烛照明。

3.突然停电后，立即寻找维持抢救仪器设备正常运转的动力方法，使抢救工作有条不紊地进行。如使用电动吸引器时，需找替代方法（注射器）抽吸；如有使用呼吸机的患者，应立即使用简易呼吸器维持患者呼吸。

4.使用输液泵的患者，一般输液泵有储备电，在停电时可立即启用；在输液泵储备电不足的情况下，应立即撤下输液泵，人工调整输液速度，保持输液通畅。

5.报告护士长，并及时与维修处联系，查找停电原因。

6.加强巡视病房，安抚患者，同时注意防火防盗。

【流程】

病房停电或突然停电应急处理流程图

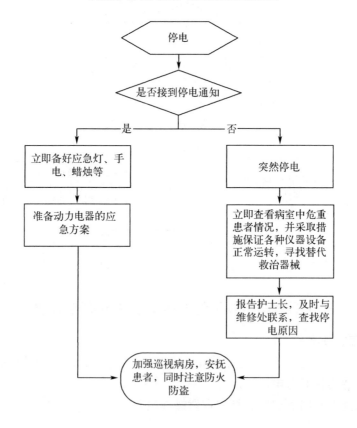

四、病房停水或突然停水的应急预案与流程

【应急预案】

1. 接到停水通知后，做好停水准备。

（1）告知患者停水时间。

（2）根据情况备好水源，以便使用和饮用。

2. 突然停水时，白天立即与总务科联系，夜间与总值班联系，尽快查找原因并维修。

3. 加强巡视病房，向患者做好解释工作，尽量解决患者饮用水及使用水的需要。

【流程】

病房停水或突然停水应急处理流程图

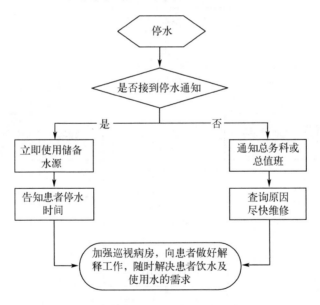

五、病房突发泛水的应急预案与流程

【应急预案】

1. 病房发生泛水后，应立即查找泛水原因，能够自行解决的应立即采取措施阻止泛水。

2.不能自行解决的，立即与总务处联系，夜间与总值班联系，通知维修部门维修。

3.报告护士长，检查线缆及时将病房各种贵重需防潮的仪器如输液泵、各种电源、呼吸机等转移至高处，以防损坏。

4.及时帮助患者整理好用物，以防浸湿患者用物。

5.告诫患者切不可涉足泛水区域或潮湿处，以防滑倒。

6.协助维修人员共同将水扫净，保持环境清洁。

【流程】

病房突发泛水应急处理流程图

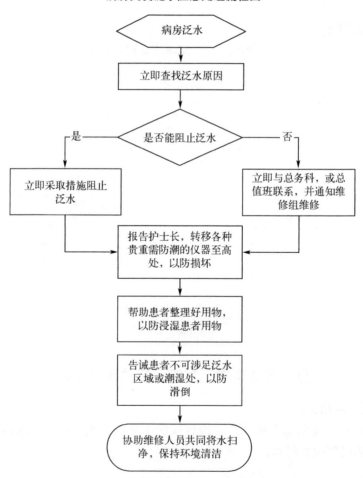

六、病房被窃的应急预案与流程

【应急预案】

1. 发现病房失窃后，应保护好现场。
2. 值班人员电话通知保卫科来现场处理，夜间通知院总值班室。
3. 报告护士长，并协助保卫科人员进行调查工作。
4. 维持病室秩序，保证患者医疗护理安全。
5. 做好患者的安抚工作。

【流程】

病房被窃应急处理流程图

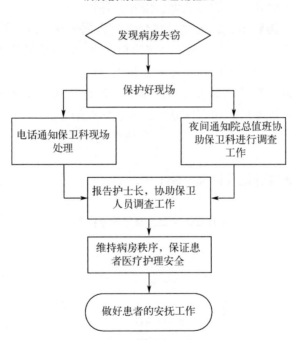

七、急性食物中毒的应急预案与流程

【应急预案】

1. 护士接到批量食物中毒患者通知后，立即通知各相关科室人员，保持与 120 现场人员的联系。根据中毒人员多少，通知护理急救分队队员及时到位，必要时启动医院大型应急抢救系统。

2. 患者进入急诊科后，立即根据病情轻重进行分诊，较重者送抢救室进行抢救，轻者送急诊观察室。

3. 护士立即协助医师做出诊断，遵医嘱为患者实施有效的抢救措施。

（1）催吐：无呕吐者可催吐，机械性刺激或使用催吐剂。

（2）洗胃：立即用温开水或 1∶5000 高锰酸钾溶液反复洗胃，直至洗出澄清液为止。收集第一次洗出的胃内容物送检。

（3）导泻：中毒时间较长者，可给硫酸钠 15～30g，一次口服，对吐泻严重的患者，可不用洗胃、催吐、导泻。

4. 对吐、泻较重，丢失大量水分者，根据失水情况，适当补充水分。凡能饮水者，应尽量鼓励患者多喝糖盐水、淡盐水等；不能饮水者，迅速建立静脉通道，遵医嘱补充水分和电解质。

5. 对腹痛、呕吐严重者，遵医嘱给予阿托品 0.5mg 肌内注射。烦躁不安者给予镇静药。如有休克，进行抗休克治疗。

6. 护士应加强巡视，密切观察病情变化，发现异常，立即报告医生进行处理。

7. 做好患者登记及抢救护理工作。

【流程】

急性食物中毒应急处理流程图

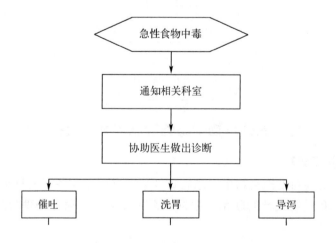

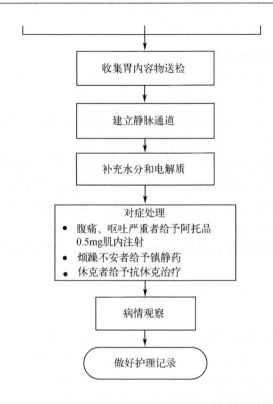

第四节 职业暴露的应急预案与流程

一、化疗药配制外溅外溢的应急预案与流程

（一）发生在生物安全柜内的溅出或溢出

1. 100ml 以内的少量溢出情况可以通过可用的手帕或毛巾进行处理。

2. 超过 100ml 的溢出情况需要使用溅出物控制工具包进行处理。

3. 在处理过程中禁止关闭生物安全柜的风箱。

（二）发生在生物安全柜外的溅出或溢出

1. 提醒他人出现了药物外溅或外溢，必要时寻求帮助。

2. 禁止其他人员进入外溅或外溢区域，设置明显标识。

3. 使用溅出物控制工具包。

（三）溅出物控制工具包使用程序

1. 在接触溢出物前，穿戴工具包内的防护物。溅出物控制工具包内含个人防护如一次性不渗漏防护服、鞋套、一次性凉爽手套（内层为聚氯乙烯手套，外层为乳胶手套），必要时备防毒面具；一次性毛巾或纱布，要备有系带的医用厚塑料袋（预先贴上"危害性废弃物"的警示标识），用于收集玻璃碎片的一次性工具，锐器盒，警示牌。

2. 通过一次性纱布或毛巾，在制剂上轻压对溅出或溢出液进行吸附。注意不要触碰任何溢出粉末或液体，不向溢出液喷洒任何液体，暂时不处理任何尖锐碎片。

3. 如果溢出情况包括玻璃碎片，将所有出现的玻璃碎片舀至锐器盒内。

4. 如果出现溢出粉末，则打湿毛巾或纱布，放置在溢出粉末上进行收集。

5. 应该从污染最小的区域向污染最严重的区域推进，以免溢出物扩散。使用一次性毛巾或纱布吸附所有溢出物，饱和后将污染物装入标记好的密封袋内，必要时开启第 2 个溅出物控制工具包。

6. 将废弃物丢弃在提前标记好的医用密封袋内，进行密封，放入另一个医用塑料袋（暂不封口）。

7. 待全部溢出物清除后，通过使用洗涤剂溶液对污染区进行冲洗，以消除污染情况，优先采用高 pH 有机清洗剂。

8. 冲洗完毕，使用无菌水擦洗冲洗机（用量约为溢出量），连续进行 3 次。

9. 脱去防护服、面罩、外套手套,将其装入未密封的医用垃圾袋内。

10. 密封第 2 个垃圾袋及利器盒。

11. 脱去内层手套丢入医用垃圾桶，彻底冲洗手臂。

12. 通知相关部门收集危害性废物。

13. 做好记录，病房管理人员完成并保存一份事件报告，详细记录溢出情况，包括药品溢出量和种类、涉及的人员、为避免事件再次发生所需要采取的措施及清理溢出物所需花费的时间等内容。

【流程】

化疗药配制外溅外溢的应急处理流程图

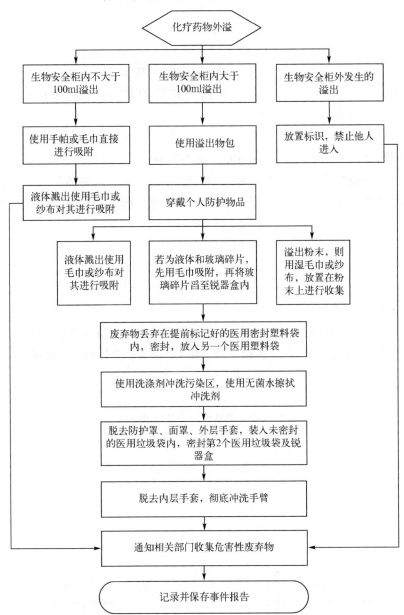

二、化疗药废弃物处理应急预案与流程

【应急预案】

1. 根据化疗药废弃物的类别，将废弃物分置于专用包装袋或容器内。

2. 盛装前确保盛装容器无破损、渗液和其他缺陷，表面应有警示标记和"化疗药废弃物"中文标签，标签上注明废弃物产生科室、产生日期、类别等。

3. 未用完损伤性化疗药物及空瓶，用完的化疗药物空瓶、针头置于利器盒，应密闭、坚固、防漏，容器单独存放。

4. 感染性化疗废弃物的输液器、输液瓶（袋）注射器和处理桌面外漏药物及擦拭加药后桌面的纱布均置于套有防渗漏双层黄色包装袋的桶中，应密闭、坚固、防漏，容器单独存放。

5. 盛装化疗药废物达到包装物或容器的 3/4 时，应当使用有效的封口方式，使封口紧实、严密。病房内化疗药废弃物存放不可超过 1d。

6. 放入包装物或容器内的化疗药废弃物，不得任意取出，不可与其他废弃物一同运送。

7. 由医疗废物专职运送人员，每天对产生地点的化疗药废弃物进行称重、登记。登记内容包括来源、种类、重量、交接时间、最终去向、经办人等。

【流程】

化疗药废弃物处理应急处理流程图

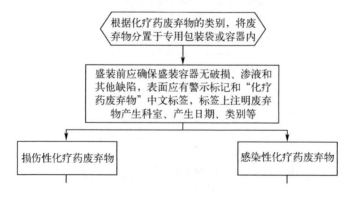

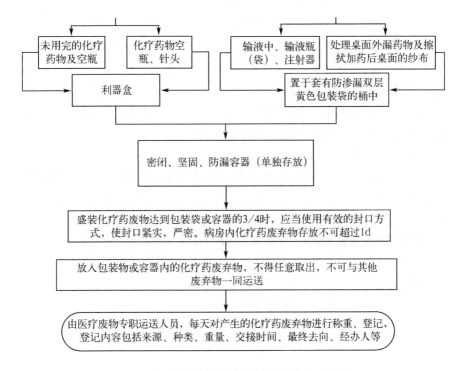

三、发生针刺伤的应急预案与流程

【应急预案】

1. 医护人员在进行医疗操作时应特别注意防止被污染的锐器刺伤，如不慎被乙肝、丙肝、HIV污染的尖锐物体划伤刺破时，应立即挤出伤口血液，然后反复用肥皂水清洗伤口并在流水下冲洗5min，再用碘酒和酒精消毒，必要时去外科急诊进行伤口处理，并进行血源性传播疾病的检查和随访。

2. 在24h内报告科室负责人、科主任或护士长，填写职业暴露报告卡，科室盖章后到健康管理中心就诊，当事人网络填报"血源性病原体职业接触登记表"，并携带检查结果到医院感染管理科审核。

3. 被乙肝、丙肝患者血液、体液污染的锐器刺伤后，应在24h内去公共卫生科抽血查乙肝、丙肝抗体，必要时同时抽取患者血液进行对比。注射乙肝免疫高价球蛋白，按1个月、3个月、6个月接种乙肝疫苗。

4. 被 HIV 阳性患者血液、体液污染的锐器刺伤后，应在 24h 内去公共卫生科抽血查 HIV 抗体按 1 个月、3 个月、6 个月复查，同时口服贺普丁（拉米夫丁）每日 1 片，并通知医务科、护理部、院感染办公室进行登记、上报、随访等。

5. 若患者 HBsAg、抗 -HCV、抗 -HIV、TPHA 检测结果未知，主管医生应立即给患者开具这些项目的检查单。

6. 网络填报不良事件。

7. 随访和咨询：医院感染管理科负责督促职业暴露当事人按时进行疫苗接种和检验，并负责追踪确认检验结果和服用药物，配合医生进行定期监测随访。

8. 医院感染管理科每月将本院 HIV 职业暴露发生情况进行汇总，上报上级卫生行政主管部门和省级及以上医院感染监控中心。

【流程】

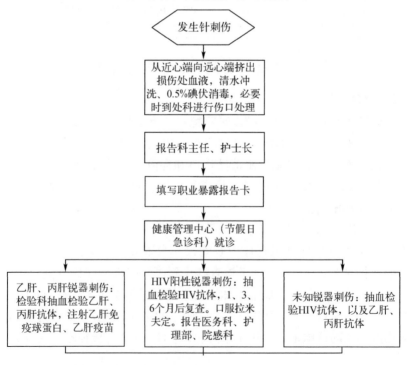

医护人员发生针刺伤应急处理流程图

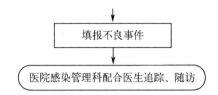

四、危险品管理意外事件的应急预案与流程

【应急预案】

1. 发生危险品管理意外，值班护士应立即打电话向院保卫科报告，报告的内容包括：事故发生的时间、地点，危险化学品的种类、数量，事故类型（火灾、爆炸、有毒物质的大量泄漏等），周边情况，需要支持的人员、设置、器材、交通路线、联络电话、联络人姓名等，并同时告知科室主任、护士长。

2. 专业救援队伍到达现场前，采取必要的个人防护及指导他人进行安全防护，危险品意外事故污染区域应有明显警戒标志，减少人员走动，防止其他人员中毒或受到损害。

3. 专业救援队伍到达现场后，值班护士按专业人员指导采取正确的救援方式，将遇险人员移至安全区域，对救出人员给予现场救护。现场救护内容：将染毒者迅速撤离现场，转移到上风或侧上风方向空气无污染地区；有条件时应立即进行呼吸道及全身防护，防止继续吸入染毒；对呼吸心搏停止者，应立即进行人工呼吸和心脏按压，采取心肺复苏措施，并给予氧气吸入；立即脱去被污染者的服装；皮肤被污染者，用流动清水或肥皂水彻底冲洗；眼睛被污染者，用大量流动清水彻底清洗。

4. 配合医院危险品管理小组做好事故原因的调查。

【流程】

危险品管理意外事件应急处理流程图

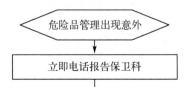

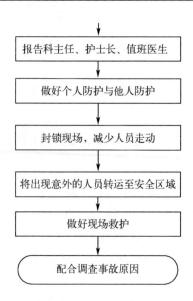

第五节　患者发生意外事件的应急预案与流程

一、重大意外伤害事件护理的应急预案与流程

【院内急救应急预案】

1. 伤病员来院后，首先由急诊科护士做好应急处理。

2. 严格执行报告制度。

3. 急诊科护士人力不足时，由护理部或总值班调集相关科室护士参加急救工作。

4. 由医务科、护理部或总值班负责组织、协调患者的急救、转科等工作。

5. 门诊患者、住院患者突发意外情况时，所在科室或就近科室应就地进行抢救，并迅速通知急诊科医护人员前往参加急救或将患者转至急诊科进一步急救，同时报告医务科、护理部协助组织抢救。

【院内急救流程】

院内急救应急流程

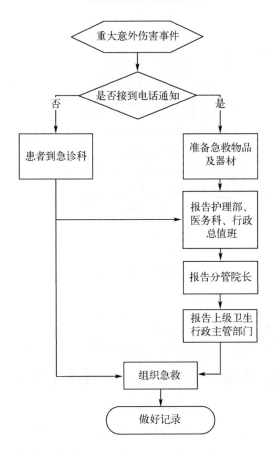

【院外急救应急预案】

1. 接到院外救援通知的部门（院办、医务科、护理部、行政总值班）立即组织协调，组建救援队。

2. 向领导报告，并接受指示待命。

3. 启动急救梯队人员到急诊科待命。

【院外急救流程】

院外急救应急处理流程图

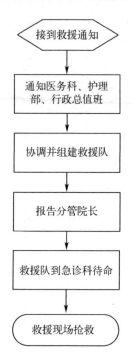

二、患者被困电梯自救的应急预案与流程

【应急预案】

1.患者突然被困电梯中，需镇静思绪，切忌慌张。

2.安抚乘梯受困的患者及其他人员,同时采取求救措施,可用手机、电梯内的电话或对讲机向有关方面求救，还可按警铃报警。

3.可拍门、叫喊或脱下鞋拍门，发信号求救，如无人回应，需镇静等待，观察动静，保持体力，等待营救，切忌不停呼喊。

4.不要强行扒门，因电梯内的人无法确认电梯所在位置，强行扒门会带来新的险情。

5.不要从电梯顶部安全窗爬出，以防出现危险。

【流程】

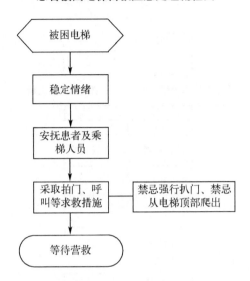

患者被困电梯自救应急处理流程图

被困电梯

↓

稳定情绪

↓

安抚患者及乘梯人员

↓

采取拍门、呼叫等求救措施 —— 禁忌强行扒门、禁忌从电梯顶部爬出

↓

等待营救

三、患者遇暴徒的应急预案与流程

【应急预案】

1. 遇暴徒时，护理人员应保持头脑沉着冷静，正确分析和处理发生的各种情况。

2. 当班护士设法拨打"110"报警电话，通知派出所、医院保卫科或寻求在场其他人员的帮助。

3. 采取果断措施保护好患者及公物，同时也要保护好自己，尽量减少不必要的损失。

4. 注意观察暴徒的特征。

5. 做好患者及家属的安抚工作，减少在场人员的焦虑、恐惧情绪。

6. 暴徒逃走后，注意其走向，为保卫人员提供线索。

7. 尽快恢复病室的正常医疗护理工作，保证患者的医疗安全。

【流程】

患者遇暴徒应急处理流程图

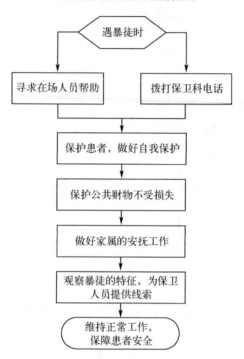

四、患者发生坠楼事件的应急预案与流程

【应急预案】

1. 白天如发现有患者坠楼,管床护士应立即报告医生、科主任、护士长。主班护士立即通知医院保卫科,请保卫科保护现场,同时通知患者家属;夜班如发现有患者坠楼,值班护士应立即通知值班医生、科主任、护士长,并立即通知行政总值班及医院保卫科,请保卫科保护现场,同时通知患者家属。

2. 双人值班时,高年资护士与值班医生应立即赶赴坠楼地点,进行现场伤情评估,评估患者意识状态及测量生命体征,注意观察瞳孔、神志、血压等变化,护士长接通知后应及时赶赴坠楼现场,积极配合医生处理，做好家属解释工作。若仅有一人值班，立即通知院总值班赶赴现场，并通知护士长立即赶赴现场协助处理突发事件。

3. 留守病区值班护士应加强巡视，做好病区内其他患者的安抚工作。

4. 若患者病情允许，立即将其转至抢救室，进行下一步抢救支持治疗。

5. 护士长带领值班护士查找坠楼原因，配合保卫科的调查。

6. 值班护士及时、准确地书写护理记录，认真做好护理不良事件上报工作。

【流程】

患者发生坠楼事件应急处理流程图

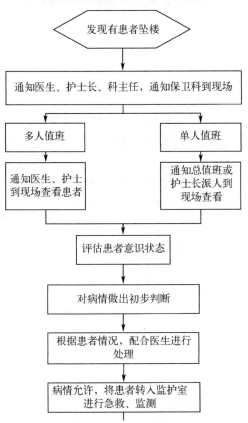

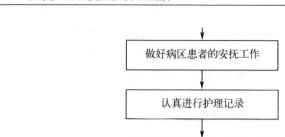

五、患者走失的应急预案与流程

【应急预案】

1. 发现有走失风险的患者不在病区，应立即联系患者家属并寻找患者。

2. 立即通知责任医生及护士长。

3. 报告医务科、护理部和保卫科，夜间通知院总值班。

4. 积极寻找患者外出的线索，如查看监控录像、询问门卫保安及医院周围人群等。

5. 如寻找患者未果，超过24h应向当地公安部门报案。

6. 医院应采取多种方式积极寻找患者，如媒体、网络、报刊、传单等。

7. 患者返回后，立即通知相关部门。

8. 若患者走失未归，需安排两人共同清理患者用物、贵重物品、钱款等，登记并妥善保存。

9. 认真记录、分析患者走失过程，做好护理记录，及时上报护理不良事件。

【流程】

患者走失应急处理流程图

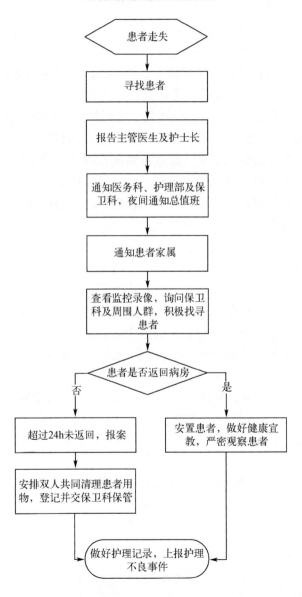

六、患者发生跌倒／坠床时的应急预案与流程

【应急预案】

1. 患者不慎跌倒／坠床等意外事件发生时，应立即通知医生进行急救处置，并通知科主任、护士长。

2. 对受伤患者进行病情评估及伤情判断，测量生命体征，评估意识状态及判断有无皮肤擦伤、骨折等。

3. 协助受伤较轻的患者卧床休息，安慰患者，并测量血压、脉搏，根据病情做进一步的检查和治疗，遵医嘱根据患者情况进行以下处理。

（1）患者皮肤出现瘀斑，应进行局部冷敷；如皮肤擦伤渗血，应用碘伏清洗伤口后，以无菌敷料包扎；如患者出血较多或有伤口，应先用无菌敷料压迫止血，再由医生酌情进行伤口清创缝合。创面较大伤口较深，则遵医嘱注射破伤风针。

（2）对疑有骨折或肌肉、韧带损伤的患者，根据其受伤的部位和伤情采取恰当搬运患者的方法，将患者抬至病床；请医生对患者进行检查，必要时遵医嘱行 X 线片检查及其他资料。

（3）头部受伤的患者，出现意识障碍等危及生命的情况时，应立即将患者轻抬至病床，严密观察病情变化，注意瞳孔、神志、血压等生命体征的变化；通知医生，迅速采取相应的急救措施及必要的检查，如 CT、MRI 等。

4. 患者病情危重，立即采取抢救措施，联系患者家属。

5. 加强巡视，及时观察采取措施后的治疗及护理效果，直到病情稳定。

6. 准确、及时地书写护理记录，认真交班。上报护理不良事件。

【流程】

患者发生跌倒／坠床应急处理流程图

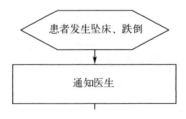

患者发生坠床、跌倒

通知医生

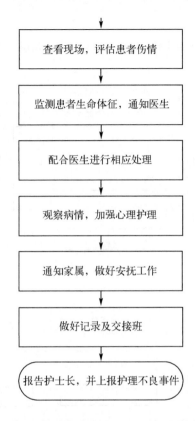

七、患者出现自杀倾向时的应急预案与流程

【应急预案】

1. 发现患者有自杀倾向时，应立即报告主管医生、科主任及护士长。

2. 向家属交代病情并要求家属 24h 陪护。

3. 将患者处所有可能造成伤害的物品如刀、剪、绳等物品全部收回，锁好门窗，以防意外。

4. 口服药必须由护士视药入口，以防患者藏匿药品，发生意外。

5. 给患者测量体温时，要有专人看护。

6. 加强病房药品的管理，以防药品丢失。

7. 重点交接班，同时多关心患者，准确掌握患者心理状态，将患者移至距护士站较近的大房间，加强巡视。

【流程】

患者出现自杀倾向应急处理流程图

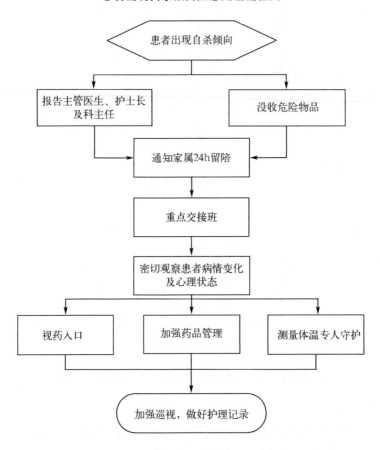

八、患者转运过程中发生意外的应急预案与流程

【应急预案】

1. 患者在转运过程中发生意外时，应密切观察患者的病情变化，对出现的情况做出判断并采取相应的措施。

2. 患者一旦出现呼吸、心搏骤停，立即就地抢救，行心肺复苏。

3. 如发生在中途或辅助科室，护送人员一边抢救、一边电话通知病房或急诊科，派人员携带抢救物品去接应抢救患者，可适时转入抢救室，中途不得间断抢救。

4.如发生在离住院病区较近时，首先通知病房医护人员接应并共同参与抢救，患者初步抢救成功方能返回病房。

5.做好抢救记录。

【流程】

患者转运过程中发生意外应急处理流程图

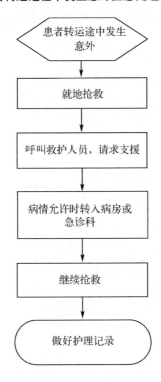

九、患者使用冰袋出现冻伤的应急预案与流程

【应急预案】

1.患者使用冰袋发生冻伤时，应立即停止冷敷，评估病情。

2.通知管床医生及值班医生，轻者给予保暖措施使其逐渐恢复，重者按医嘱对症治疗。

3.记录患者冻伤经过、部位、面积与深度，以及其他的症状和体征及处理措施。

4. 向护士长报告冻伤情况。

5. 按冻伤程度，遵医嘱给予相应的治疗及护理。

6. 做好护理记录，护士长召集全科护士进行讨论，并上报护理不良事件。

【流程】

患者使用冰袋出现冻伤应急处理流程图

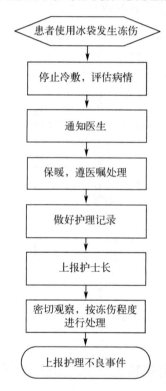

十、住院患者发生烫伤的应急预案与流程

【应急预案】

1. 住院患者使用热水袋或取暖设施发生烫伤后，立即取走引起烫伤的物品（热水袋、电暖炉等）。

2. 立即报告管床医生、护士长，安慰患者，遵医嘱采取相应的处理措施。

3. 烫伤处皮肤有水疱时，尽量不弄破水疱，大的水疱可用 1ml 无菌注射器针头从水疱最下方刺破，用注射器抽尽其内液体，但不要将疱皮撕除，局部涂烫伤膏或保持干燥。条件允许时使用水胶体敷料粘贴于皮肤，促进水疱吸收，大的水疱在水胶体敷料外使用无菌注射器进行抽吸。

4. 头、面、颈部的轻度烫伤，经过清洁创面涂药后，不必包扎，使创面暴露，与空气接触，保持干燥，促进创面修复。

5. 上报护理不良事件，科室组织讨论、分析，提出改进措施。

【流程】

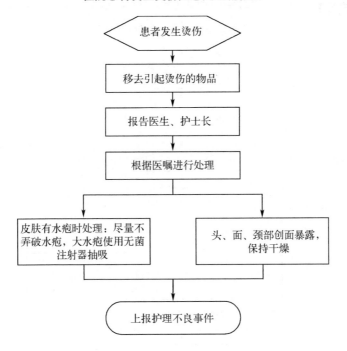

住院患者发生烫伤应急处理流程图

十一、标本采集错误的应急预案与流程

【应急预案】

1. 发现血标本采集错误时，报告值班医生、护士长。

2. 及时找出检验标本，双人核对后毁弃。

3. 若检验标本已送至检验科，立即电话通知检验科，勿进行标本检验，检验科启动 LIS 系统中拒检流程，标本按检验规范销毁。

4. 护士向患者做好解释工作，重新遵医嘱打印标本标签，并严格执行患者身份核查制度，经双人核对后采集患者检验标本，在 LIS 系统进行采集确认。

5. 护士主动上报护士长、值班医生，上报护理不良事件。

【流程】

标本采集错误应急处理流程图

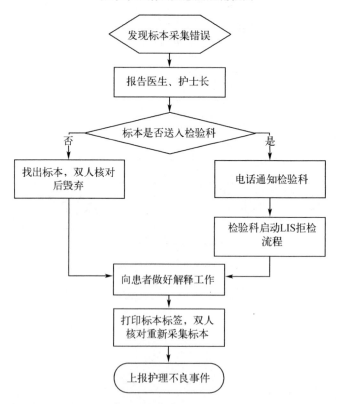

第六节　患者意外脱管事件的应急预案与流程

一、患者气管插管出现导管脱出的应急预案与流程

【应急预案】

1. 因各种原因引起患者气管插管意外脱管后，护士应保持镇静，立即呼叫医生，同时保持患者呼吸道通畅（吸痰或放置通气管）。必要时放置面罩与呼吸机相连，用四头带固定。

2. 遵医嘱联系相关科室插管。

3. 测量患者生命体征，遵医嘱进行相关处理。

4. 检查脱管原因，做好相关记录。

5. 及时上报护理不良事件。

【流程】

气管插管脱管的应急处理流程图

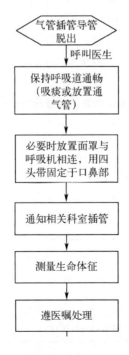

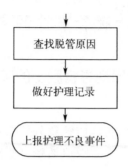

二、患者气管切开套管意外脱管的应急预案与流程

【应急预案】

1. 患者气管切开套管不慎脱出时，立即给予氧气吸入，清理呼吸道分泌物。

2. 通知医生，备齐气管导管、气管插管、气管切开包等物品。

3. 配合医生更换气管套管，并重新置入，观察患者血氧及生命体征。

4. 若气管套管再次置入困难，配合医生气管插管或气管切开。

5. 置入成功后妥善固定套管，观察患者生命体征。

6. 做好护理记录，及时上报护理不良事件。

【流程】

患者气管切开套管意外脱管应急处理流程图

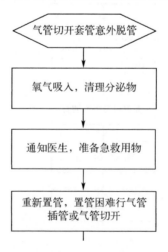

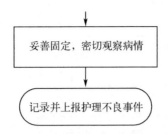

三、患者中心静脉导管不慎脱出的应急预案与流程

【应急预案】

1. 若患者中心静脉导管不慎滑脱，立即观察中心静脉导管脱出长度并通知医生。

2. 若评估为轻中度脱出，经确认导管在血管内，消毒穿刺处，固定导管，未见其他不良反应可继续使用。

3. 若评估为重度脱出则立即拔除导管，压迫止血防止发生空气栓塞。并检查导管的完整性，必要时行 X 线胸片检查。

4. 由医生根据病情决定是否需要再次建立中心静脉通道。

5. 如脱管后有部分液体漏入皮下组织，报告医生，遵医嘱局部处理。

6. 做好护理记录，及时上报护理不良事件。

【流程】

患者中心静脉导管不慎脱出应急流程图

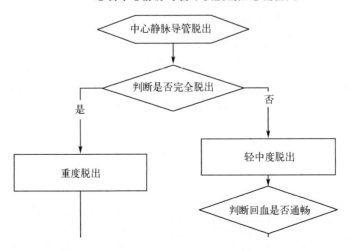

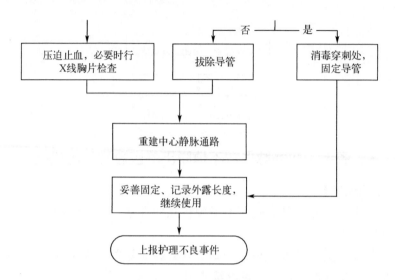

四、患者导尿管不慎脱出的应急预案与流程

【应急预案】

1. 患者导尿管不慎脱出时，应立即并检查其尿管气囊的完整性并通知医生。

2. 观察患者尿道是否出血及出血的程度。

3. 观察患者自行排尿时尿液的颜色、性状，并观察排尿时的面部表情。

4. 由医生评估是否需要再次置管。

5. 重新置管，做好导管固定和健康宣教。

6. 填写护理不良事件上报表，上报护理部，并做好护理记录。

【流程】

患者导尿管不慎脱出应急流程图

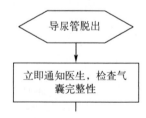

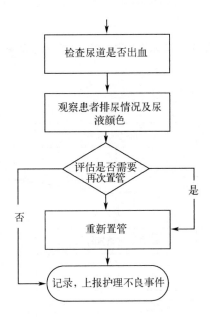

五、食管、胃肠手术后患者胃管意外脱出的应急预案与流程

【应急预案】

1. 患者食管、胃肠手术后胃管意外脱出时,应立即报告医生、护士长。

2. 医生根据病情决定是否需要重新置入胃管,必要时护士配合医生重新置管。

3. 监测患者生命体征变化。

4. 如不需重新放置胃管,应加强病情观察,观察有无腹痛、腹胀。

5. 做好患者的心理护理和健康教育,解除或减轻患者紧张和恐惧的心理。

6. 准确及时地记录护理记录单,并上报护理不良事件。

【流程】

食管、胃肠手术后患者胃管意外脱出应急流程图

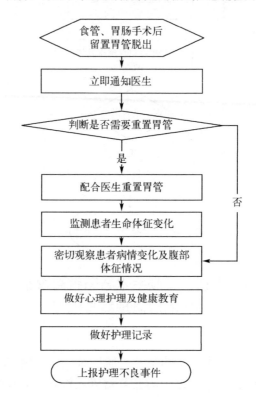

六、膀胱手术后患者切口引流管脱出的应急预案与流程

【应急预案】

1.膀胱手术后患者切口引流管脱出,停止膀胱冲洗,立即报告医生。

2.由医生判断是否需重新置管。

3.需要置管者配合医生重新置管,遵医嘱调整膀胱冲洗速度。

4.监测患者的生命体征变化。

5.保持切口引流管通畅,观察引流液颜色、性状、量。

6.做好患者的心理护理和健康教育,解除或减轻患者紧张和恐惧的心理。

7. 准确、及时地记录护理记录单。

8. 报告护士长，及时上报护理不良事件。

【流程】

膀胱手术后患者切口引流管脱出应急处理流程图

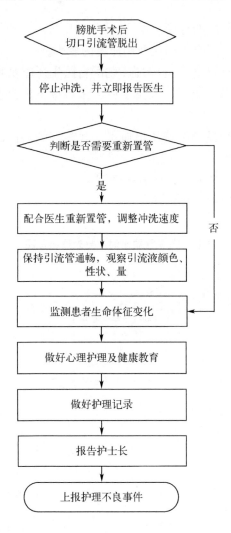

七、患者介入鞘管脱出时的应急预案与流程

【应急预案】

1. 发现患者介入鞘管脱出时应保持冷静，立即按压穿刺点，并通知医生。

2. 确定鞘管脱出的程度。

3. 观察鞘管周围有无出血及出血量的多少。

4. 若鞘管部分脱出，少量渗血，则配合医生还原鞘管，并妥善固定。

5. 若鞘管全部脱出，伴大量出血，床边按压出血点，求助于其他医护人员。

6. 备好无菌物品持续按压出血点，观察穿刺部位，必要时应用止血药物。

7. 监测生命体征变化，做好护理记录。

8. 及时上报护理不良事件。

【流程】

患者介入鞘管脱出时应急处理流程图

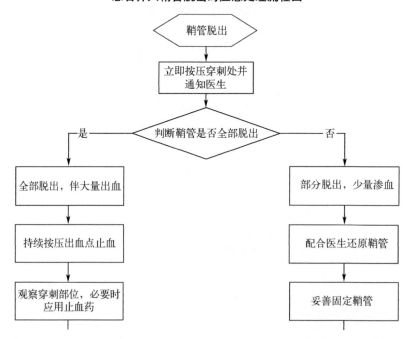

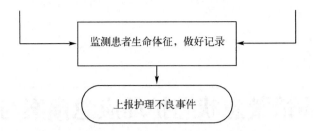

第2章

患者病情紧急状态护理应急预案与流程

第一节 患者突然发生病情变化时的应急预案与流程

【应急预案】

1. 患者突然发生病情变化应立即通知值班医生。

2. 通知医生的同时迅速准备好抢救药品和抢救物品。

3. 积极配合医生进行抢救。

4. 及时通知患者家属。

5. 某些重大抢救或重要人物抢救，应按规定及时通知医务科或院总值班。

6. 严密观察病情变化，做好护理记录。

【流程】

患者突然发生病情变化应急处理流程图

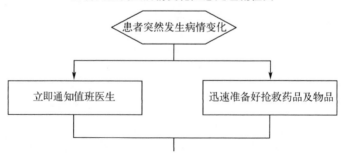

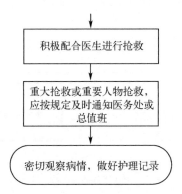

第二节　患者突发猝死的应急预案与流程

【应急预案】

1. 护士发现患者在病房猝死，迅速做出准确判断，就地抢救，立即行心肺复苏，同时呼叫医生，并配合医生进行抢救。

2. 通知家属并向家属交代病情。

3. 报告护士长，日间向医务科、夜间向院总值班汇报抢救情况及抢救结果。

4. 及时做好抢救记录。

5. 抢救成功后进行病情监护。

6. 如患者抢救无效死亡，做好尸体料理。

7. 在抢救过程中，注意保护好病室内其他患者，保证病房正常的医疗护理秩序。

【流程】

患者突发猝死的应急处理流程图

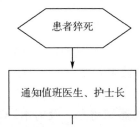

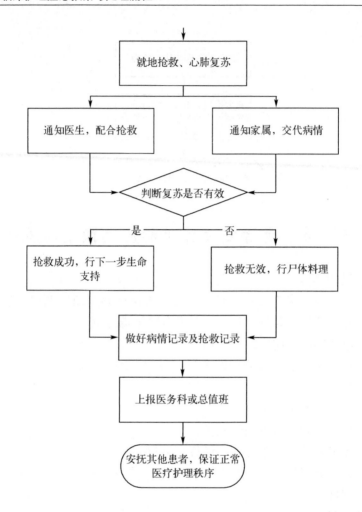

第三节 患者发生误吸时的应急预案与流程

【应急预案】

1. 发现患者误吸，立即采取俯卧位，并保持头低足高位，头偏向一侧，叩拍背部，尽可能使患者排出吸入物。

2. 立即通知医生。

3. 迅速准备好抢救仪器和物品，及时清理口鼻腔内分泌物，保持呼吸道通畅。

4.密切监测生命体征和血氧饱和度。如出现严重发绀、意识障碍、呼吸节律及深浅度异常，配合医生进行气管插管或气管镜吸引，必要时用简易呼吸器维持呼吸。

5.做好相关记录。

6.通知家属、交代病情。

【流程】

患者发生误吸时应急处理流程图

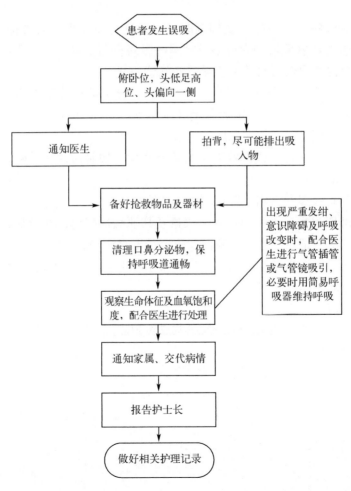

第四节　患者发生过敏性休克时的应急预案与流程

【应急预案】

1. 患者发生过敏性休克时，应立即停药，使患者就地平卧，皮下注射 0.1% 肾上腺素 0.5 ～ 1mg，患儿酌减，同时通知医生。

2. 如症状不缓解，可每隔半小时皮下或静脉注射 0.1% 肾上腺素 0.5mg。

3. 氧气吸入：当呼吸受抑制时，立即进行简易呼吸器维持呼吸，遵医嘱肌内注射尼可刹米或洛贝林等呼吸兴奋药；喉头水肿影响呼吸时，配合医生尽快行气管插管或实施气管切开。

4. 抗过敏：遵医嘱给予地塞米松 5 ～ 10mg 静脉注射或氢化可的松 200mg 加入 5% 或 10% 葡萄糖注射液 500ml 中静脉滴注；并根据病情给予升压药物，如多巴胺、间羟胺等。

5. 纠正酸中毒：遵医嘱用抗组胺类药物，如肌内注射盐酸异丙嗪 25 ～ 50mg。

6. 若心搏骤停，则立即行心肺复苏抢救。

7. 密切观察患者生命体征、尿量及其他病情变化，注意保暖，并做好病情动态记录。患者未脱离危险期前不宜搬动。

8. 向患者及家属交代病情，并告知今后避免使用同类及相似药物，病历上注明对本药物过敏。

【流程】

患者发生过敏性休克应急处理流程图

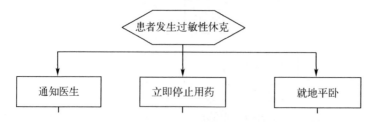

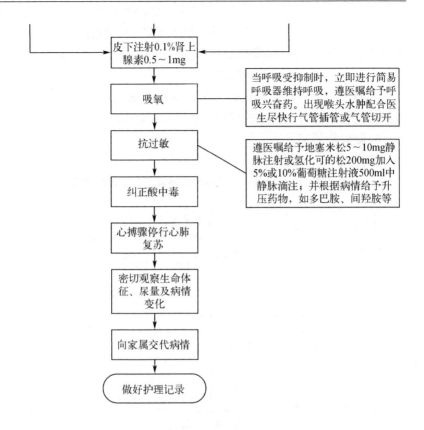

第五节 患者外出检查突发呼吸心搏骤停的应急预案与流程

【应急预案】

1.患者要外出做检查时，医护人员要详细向护送人员和家属交代患者病情，以及途中有可能出现的情况，电话通知检查科室，交代患者病情，嘱其做好各方面的准备。

2.护送人员在途中，应密切观察患者的病情变化，能够对出现的情况做出判断并采取应急措施。

3.患者一旦出现呼吸、心搏骤停，应立即就地抢救，行心肺复苏。

4. 如发生在途中或辅助科室，护送人员一边抢救、一边电话通知病房或急诊科，派人员携带必要的抢救物品去接应抢救患者，可适时转入抢救室，中途不得间断抢救。

5. 如发生在离住院病区较近时，首先通知病房医护人员接应并共同参与抢救，患者初步抢救成功后，方能返回病房。

6. 做好抢救记录。

【流程】

患者外出检查突发呼吸心搏骤停应急处理流程图

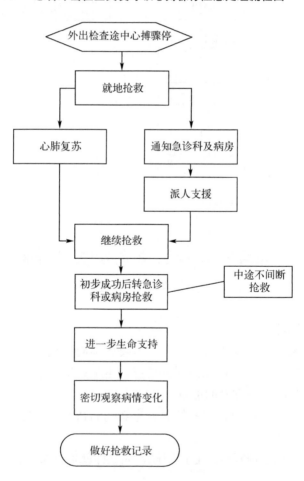

第 3 章

静脉治疗护理技术操作意外事件
应急预案与流程

第一节　患者静脉治疗身份识别错误的
应急预案与流程

【应急预案】

1. 患者静脉治疗发现身份识别错误时，应立即纠正，更换液体及输液器，维持静脉通路。

2. 及时报告医生及护士长。

3. 配合医生查看错误药物的药名、性质，及时采取相应措施，遵医嘱给予相应处理。

4. 密切监测患者神志、体温、脉搏、呼吸、血压等生命体征的变化，做好护理记录。

5. 向患者做好解释工作。

6. 护士长上报科护士长、护理部，填写护理不良事件报表。

【流程】

患者静脉治疗发生身份识别错误应急处理流程图

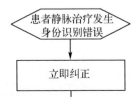

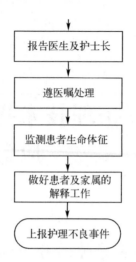

第二节 患者静脉治疗发生用药错误的 应急预案与流程

【应急预案】

1. 患者静脉治疗发生用药错误后，应立即停止继续用药。

2. 立即报告值班医生及护士长。

3. 密切监测患者神志、体温、脉搏、呼吸、血压等生命体征的变化。

4. 配合医生采取措施，如发生严重过敏反应，参照过敏性休克的处理流程；如反应较轻或暂时无反应，则遵医嘱给予相应处理。

5. 护士长在规定时间内上报护理部。

6. 做好护理记录。

7. 填写护理不良事件报表。

【流程】

患者静脉治疗发生用药错误应急处理流程图

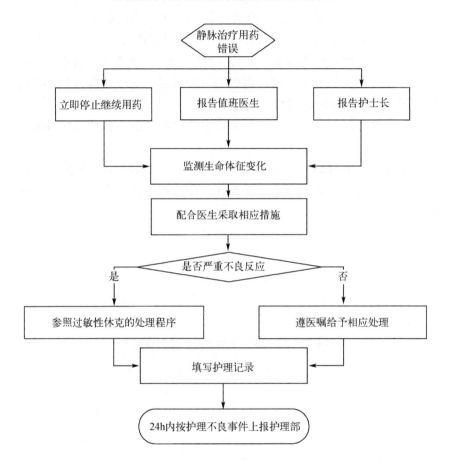

第三节　患者静脉输液发生药物外渗的 应急预案与流程

【应急预案】

1. 患者静脉输液时发生药物外渗，立即停止液体的输入，另选择穿刺部位继续用药。

2. 立即报告值班医生及护士长，必要时护士长邀请静脉治疗专科小组会诊。

3. 评估并记录外渗的穿刺部位、面积、外渗药液的量、皮肤颜色及温度、疼痛的性质、感觉等变化及关节活动和患肢远端血供情况。

4. 了解外渗药物的种类、名称、性质、pH、渗透压，根据外渗药物的性质、种类、刺激强度，遵医嘱给予适当的处理措施或局部拮抗剂进行封闭治疗并记录过程。

5. 药液外渗 24h 内，根据患者情况选择冷热敷，注意观察外敷处皮肤情况。

6. 药液外渗 48h 内，应抬高受累部位，以促进局部外渗药液的吸收。

7. 加强交班，密切观察局部变化，如皮肤颜色、温度、弹性、疼痛的程度、臂围等情况。

8. 避免局部受压，禁止在外渗侧肢体肿胀未完全消退前继续进行静脉输液。

9. 安慰患者，做好心理疏导。

10. 上报护理不良事件，讨论分析原因，提出改进措施。

【流程】

患者静脉输液发生药物外渗的应急处理流程图

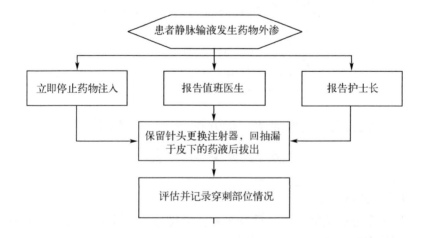

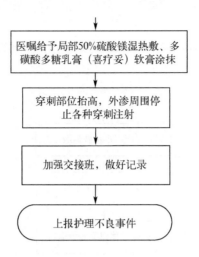

医嘱给予局部50%硫酸镁湿热敷、多磺酸多糖乳膏（喜疗妥）软膏涂抹

穿刺部位抬高，外渗周围停止各种穿刺注射

加强交接班，做好记录

上报护理不良事件

第四节　患者静脉治疗发生静脉炎的应急预案与流程

【应急预案】

1. 患者静脉治疗时发生静脉炎，立即停止在患肢上进行输液，另择肢体建立静脉通道。

2. 立即报告值班医生及护士长。

3. 评估并记录局部皮肤的颜色、温度、疼痛的性质等。

4. 肢体抬高、制动，局部用 50% 硫酸镁溶液湿敷，2 次 / 天，每次 20min。或采用中药治疗，如意黄金散加醋调成糊状，局部外敷，2 次 / 天。

5. 必要时超短波局部理疗，1 次 / 天，每次 15 ~ 20min。

6. 如合并感染，遵医嘱给予抗感染治疗。

7. 加强交接班，做好记录。

【流程】

患者静脉治疗发生静脉炎的应急处理流程图

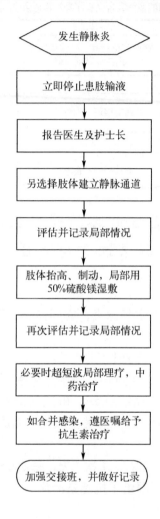

发生静脉炎

↓

立即停止患肢输液

↓

报告医生及护士长

↓

另选择肢体建立静脉通道

↓

评估并记录局部情况

↓

肢体抬高、制动，局部用 50%硫酸镁湿敷

↓

再次评估并记录局部情况

↓

必要时超短波局部理疗，中药治疗

↓

如合并感染，遵医嘱给予抗生素治疗

↓

加强交接班，并做好记录

第五节　患者静脉治疗发生导管堵塞的 应急预案与流程

【应急预案】

1. 患者静脉治疗发生导管堵塞，分析堵塞原因，仔细检查导管外露部分有无打折、扭曲及其长度。

2. 查看患者静脉治疗使用工具。

3. 确认导管堵塞时 PVC 应立即拔除，PICC、CVC、PORT 应遵医嘱及时处理，不应强行推注生理盐水。

4. 立即报告值班医生及护士长，邀请静脉治疗专科小组会诊。

5. PICC、CVC 应遵医嘱使用 5000U/ml 尿激酶进行溶栓治疗，如三次溶栓不成功，可考虑拔管。

6. 严格遵守静脉治疗护理操作规范，处理情况记录于护理记录单。

7. 按非计划拔管及时上报护理不良事件。

【流程】

患者静脉治疗发生导管堵塞的应急处理流程图

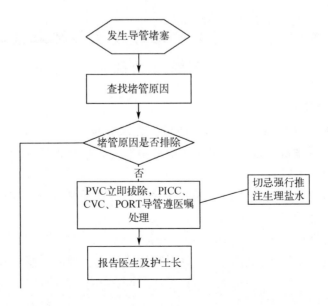

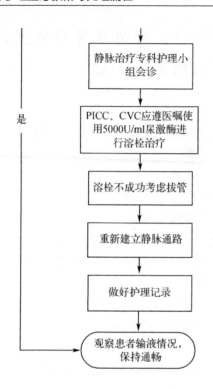

是

第六节　患者静脉治疗发生静脉血栓的 应急预案与流程

【应急预案】

1.患者静脉治疗发生静脉血栓,临床表现为局部肿胀、皮温低、肢端发绀等情况,应立即停止输液并由医生评估是否拔除中心静脉导管及拔除导管时机。

2.行血管彩超确认,根据血栓程度、静脉受累情况、症状严重程度决定处理措施。

3.急性期患者卧床休息,抬高患肢并制动,禁热敷、按摩、压迫。

4.观察患肢肿胀情况,同时观察皮肤颜色、温度、感觉及桡动脉搏动。

5. 避免在患肢输液和静脉注射，严密观察有无肺栓塞症状。

6. 遵医嘱使用抗凝、溶栓治疗，观察药物不良反应。

7. 严格遵守静脉治疗护理操作规范，加强交接班，处理情况记录于护理记录单。

【流程】

患者静脉治疗发生静脉血栓的应急处理流程图

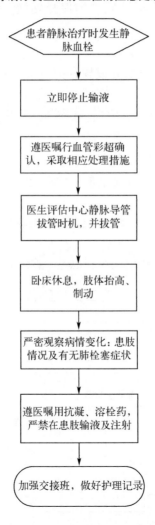

第七节　患者静脉治疗发生导管相关性血流性感染应急预案与流程

【应急预案】

1.患者静脉治疗发生导管相关性血流性感染，临床表现为发热、局部红肿、热痛等情况时，应立即停止输液，拔除 PVC，暂时保留 PICC、CVC、PORT。

2.报告值班医生及护士长。

3.遵医嘱给予抽取血培养或导管尖端微生物培养，根据培养结果决定是否拔除 PICC、CVC、PORT。

4.密切监测患者的神志、体温、脉搏、呼吸、血压等生命体征的变化。

5.遵医嘱使用抗生素，观察药物不良反应。

6.严格遵守静脉治疗护理操作规范。

7.加强交接班，处理情况记录于护理记录单。

【流程】

患肢静脉治疗发生导管相关性血流性感染的应急处理流程图

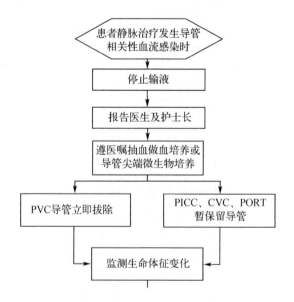

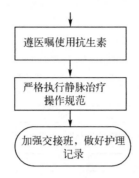

第八节　患者发生输液反应时的 应急预案与流程

【应急预案】

1. 患者发生输液反应时，应立即停止输液，保留静脉通路，重新更换液体和输液器。

2. 通知医生和护士长，遵医嘱给药。

3. 情况严重者应就地抢救，必要时进行心肺复苏。

4. 及时准确地记录生命体征及抢救过程。

5. 及时报告医务科、护理部、药学部。

6. 与患者或家属一起封存保留输液器和药液，同时取相同批号的液体、输液器和注射药物分别送检。

【流程】

患者发生输液反应应急处理流程图

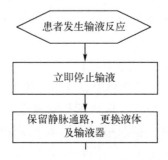

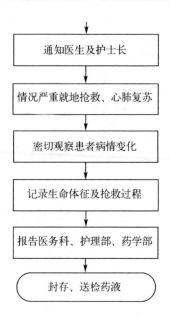

通知医生及护士长

情况严重就地抢救、心肺复苏

密切观察患者病情变化

记录生命体征及抢救过程

报告医务科、护理部、药学部

封存、送检药液

第九节　患者发生输血反应时的
应急预案与流程

【应急预案】

1.患者输血过程中，一旦出现输血反应，应立即停止输血，更换输血器，输注生理盐水。

2.通知医生和护士长，遵医嘱给药。

3.病情危重者，给予氧气吸入，备好抢救药品及物品，配合医生进行救治。

4.病情较轻者，安慰患者，减少患者的焦虑，根据医嘱给予抗过敏等药物治疗。

5.密切观察病情变化并做好记录。

6.将未输完的血液和输血器材，立即送输血科低温保存。

7.怀疑发生溶血反应时，应立即核对血型、血液质量、交叉配血单等，将未输完的血液、抽取患者血标本一起送输血科及检验科进行相关检查。

8.不良反应在24h内填写相关报表上报，严重输血反应立即上报。将"输血不良反应回馈单"送输血科。

9.分析输血反应原因，预防输血反应的再次发生。

【流程】

患者发生输血反应时应急处理流程图

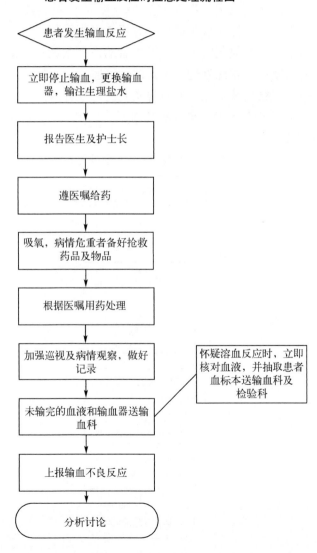

第十节　患者发生静脉空气栓塞的应急预案与流程

【应急预案】

1. 当发现空气进入人体内或患者出现空气栓塞症状时，应立即夹闭输液器，阻止空气进一步进入。

2. 让患者取左侧头低足高位，并通知医生及护士长。

3. 给予高流量氧气吸入，提高患者的血氧浓度，纠正缺氧症状。

4. 遵医嘱进行相应处理，有条件时可通过中心静脉导管抽出空气。

5. 严密观察病情变化，如有异常及时对症处理。

6. 认真记录病情变化及抢救经过。

【流程】

患者发生静脉空气栓塞应急处理流程图

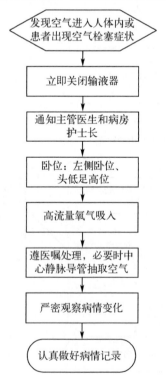

第4章

专科急危重症患者护理应急预案与流程

第一节　急诊科急危重症患者护理的应急预案与流程

一、淹溺的应急预案与流程

【应急预案】

1. 患者发生溺水后，将患者抬出水面，立即清除其口、鼻腔内的水、泥及污物，用纱布包裹手指将患者舌头拉出口腔外，解开衣扣、领口，保持呼吸道通畅。采取头低俯卧位倒水。

2. 判断患者呼吸及心搏，有心搏无呼吸者立即进行气管插管，使用呼吸复苏气囊或便携式呼吸机进行呼吸支持。若呼吸、心搏均已停止，立即进行心肺复苏。

3. 呼吸、心搏已恢复者，补充血容量，维持血液循环。仍未恢复者，应继续进行心肺复苏。

4. 防止脑水肿及肺水肿：有脑水肿者用 20% 甘露醇 250ml 快速静脉滴注，同时头部应用冰帽或冰槽降温。有肺水肿者给予呼气末正压（PEEP）通气或间歇正压（IPPV）通气，可在氧气湿化瓶中加入 40%～50% 酒精以去泡沫。应及早给予高压氧治疗。

5. 纠正酸中毒及水、电解质紊乱。

6. 选用有效广谱抗生素防止感染。

7. 对症治疗：有支气管痉挛者，可经呼吸道吸入解痉药，有抽搐者使用止痉药，同时可用 ATP、细胞色素 C、多种维生素等。

8. 严密观察患者生命体征、神志变化，给予心电监护，准确记录24h 出入液量。

9. 做好护理记录。

【流程】

溺水应急处理流程图

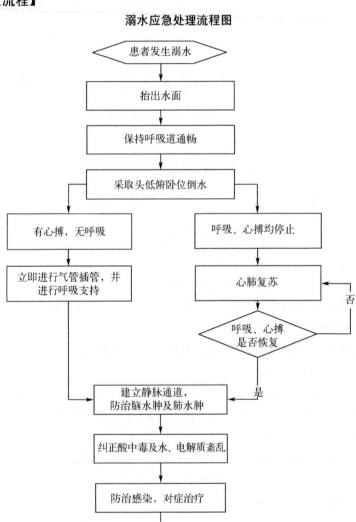

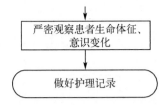

二、使用呼吸机抢救突发断电的应急预案与流程

【应急预案】

1.患者使用呼吸机过程中,如遇突发断电时,护士应立即呼叫医生,查看呼吸机是否有备用电,能否正常工作,或取简易呼吸器替用。

2.观察患者面色、呼吸、意识及生命体征情况。

3.呼吸机有蓄电池可正常工作一段时间,若呼吸机不能正常工作时应立即分离呼吸机与气管导管套管的连接,将氧气与简易呼吸器相连,行有效的人工辅助呼吸。

4.判断患者是否出现心搏、呼吸骤停,若出现心搏、呼吸骤停,应立即进行心肺复苏。

5.观察心电监护及血氧饱和度,随时处理意外情况。

6.立即上报相关部门,查找断电原因并与总务科联系维修。

7.通电后遵医嘱合理调节呼吸机参数,重新连接呼吸机。

【流程】

使用呼吸机抢救突发断电应急处理流程图

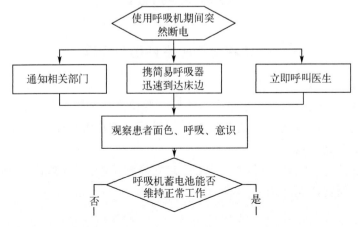

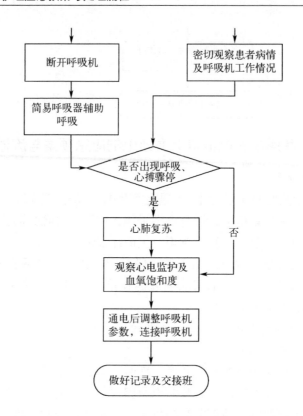

第二节　内科急危重症患者护理的
应急预案与流程

一、患者昏迷的应急预案与流程

【应急预案】

1. 保持呼吸道通畅：让患者取平卧头侧位或侧卧位，开放其气道，取下义齿，清除分泌物。放置口咽通气导管，防止舌后坠、误吸。给氧或人工辅助呼吸。

2. 维持有效循环：进行心电监护，建立静脉通道，遵医嘱应用强心、升压药，纠正休克。

3. 完善相关检查：急查肝肾功能、电解质、血气分析、CT 等。

4. 对症治疗：纠正颅内高压，心律失常，水、电解质紊乱；控制血压，促醒治疗。

5. 观察病情变化：密切观察患者神志、瞳孔、体温、脉搏、呼吸及血压变化。

6. 加强基础护理及安全护理，预防并发症。

【流程】

患者昏迷应急处理流程图

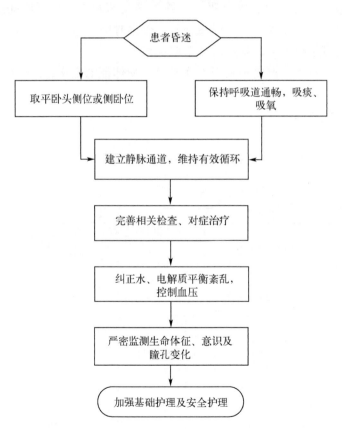

二、患者呼吸困难的应急预案与流程

【应急预案】

1. 体位：协助患者取合适体位，减轻呼吸困难。如急性左心衰竭、严重哮喘、肺气肿等患者取端坐位；肋骨骨折患者取健侧卧位或半卧位；胸腔积液的患者根据积液量取合适体位；急性呼吸窘迫综合征（ARDS）患者取半卧位或坐位。

2. 保持气道通畅：有效清除气道分泌物。可采取协助患者咳嗽、咳痰的各种方法。进行雾化吸入，给予祛痰药及采取机械吸痰措施；必要时建立人工气道，给予机械通气，辅助呼吸。

3. 给氧：根据缺氧程度，调节氧流量。

4. 实施监护：严密观察患者病情及生命体征的变化。

5. 原发病治疗和护理。

6. 做好护理记录。

【流程】

患者呼吸困难应急处理流程图

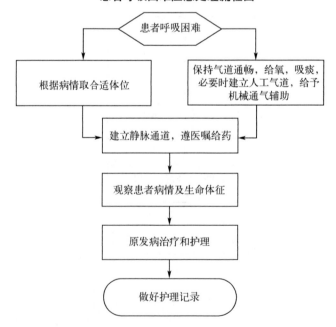

三、患者发生惊厥的应急预案与流程

【应急预案】

1. 体位：取平卧位，解开患者衣领、衣扣，头偏向一侧。

2. 保持气道通畅：清除口咽分泌物及呕吐物，或将患者下颌托起，防止舌后坠而阻塞呼吸道，患者有义齿者应取下义齿，出现呼吸困难、发绀，应及时给予氧气吸入。

3. 防止患者舌咬伤：使用开口器、牙垫、通气导管或压舌板置于患者口腔一侧的上下白齿之间。

4. 镇静解痉：立即建立静脉通道，按医嘱给予快速、足量、有效的镇静、抗惊厥药物。

5. 安全护理：保持环境安静，操作尽量集中进行，避免刺激。派专人守护或加床挡，防止坠床。对肢体要进行保护或适当约束，但不能暴力硬压，以防骨折和关节脱白等。

6. 观察并记录病情：密切观察患者的神志、瞳孔、生命体征的变化及惊厥发作的次数、持续时间、临床表现，并详细记录。

7. 对症护理：发热者给予物理降温，根据不同原发病给予相应护理。

8. 做好护理记录。

【流程】

患者发生惊厥应急处理流程图

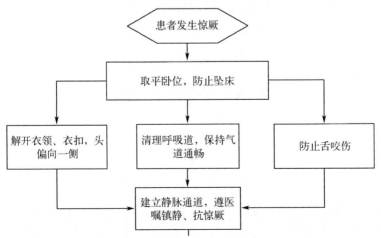

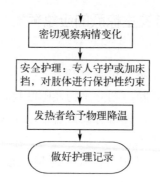

四、患者发生高热的应急预案与流程

【应急预案】

1. 严密观察病情

（1）保持患者气道通畅，给予吸氧。

（2）注意患者生命体征的变化，密切监测体温的变化。

（3）注意患者伴随症状的变化。

（4）记录出入液量。

2. 降温：是抢救超高热危象的关键，应迅速将体温降至38.5℃为宜。

（1）物理降温：常为首选降温措施，如冰水盆浴或擦浴、温水擦浴、冰敷等。

（2）药物降温：遵医嘱给予药物降温。

3. 镇静解痉：遵医嘱给予镇静解痉药物。

4. 加强基础护理，防止意外发生。

【流程】

患者发生高热应急处理流程图

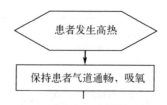

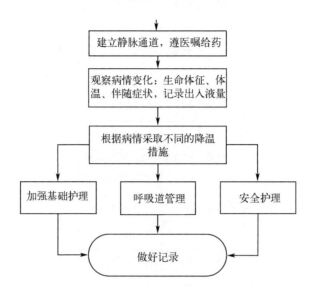

五、患者出现高血压危象的应急预案与流程

【应急预案】

1. 严密监测病情，密切观察神志、瞳孔和生命体征的变化。

2. 遵医嘱正确使用药物迅速降压，观察降压效果。

3. 绝对卧床休息，抬高床头 30°，妥善护理，防止意外发生。

4. 明确病因，针对性治疗。

【流程】

患者出现高血压危象应急处理流程图

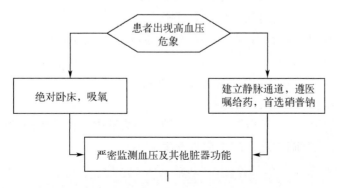

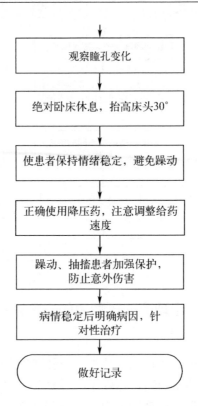

六、患者出现高血糖危象的应急预案与流程

【应急预案】

1. 观察神志、瞳孔、生命体征变化。

2. 保持呼吸道通畅，给予氧气吸入。

3. 遵医嘱给药，迅速建立静脉双通道，补液速率先快后慢，根据血糖值进行调节。

4. 按时监测血糖和其他实验室检查。

5. 准确记录出入水量。

6. 消除病因，积极防止如肺水肿、心力衰竭、休克等并发症发生。

7. 加强基础护理，防止意外发生。

【流程】

患者出现高血糖危象的应急处理流程图

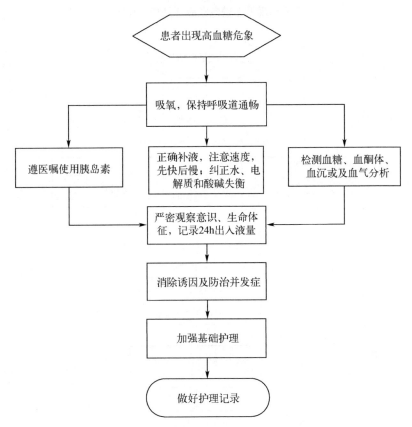

七、患者出现低血糖危象的应急预案与流程

【应急预案】

1. 立即监测血糖。

2. 神志清楚者口服 15 ～ 20g 糖类食品。

3. 意识障碍者，保持其呼吸道通畅，遵医嘱静脉给予 50% 葡萄糖注射。

4. 严密观察病情变化，每 15min 监测血糖 1 次，根据血糖值遵医嘱调整葡萄糖溶液用量。

5. 加强基础护理，防止意外情况发生。

【流程】

患者出现低血糖危象应急处理流程图

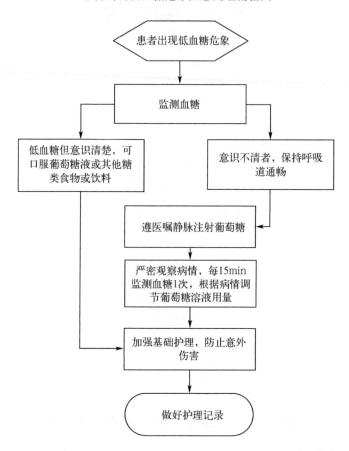

八、患者出现急性呼吸衰竭的应急预案与流程

【应急预案】

1. 保持呼吸道通畅，清理口鼻呼吸道分泌物；对急性呼吸衰竭的患者立即将头偏向一侧，颈部后仰，抬起下颌；必要时插入口咽通气管或建立人工气道。

2. 氧疗

（1）常用的方法有鼻塞法、鼻导管法、面罩法等。危重患者采取机械通气法给氧。

（2）注意调节给氧的浓度和持续时间。

3. 建立静脉通道：遵医嘱正确给药、纠正酸中毒、增加通气量、减少 CO_2 潴留、给予营养支持、病因治疗。

4. 进行有效的气管内负压吸引。

5. 监测和记录出入液量，保持电解质平衡。

6. 严密观察患者病情变化：监测呼吸、脉搏、神志等生命体征的变化。

7. 监测动脉血气分析值的变化。

8. 气管切开护理。

9. 湿化气道。

10. 重视患者的心理情绪的变化，加强巡视，了解患者的心理需求，提供必要的帮助。教会患者自我放松，以缓解呼吸困难。

11. 做好护理记录。

【流程】

患者出现急性呼吸衰竭应急处理流程图

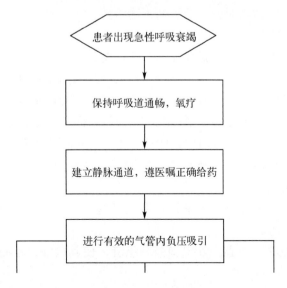

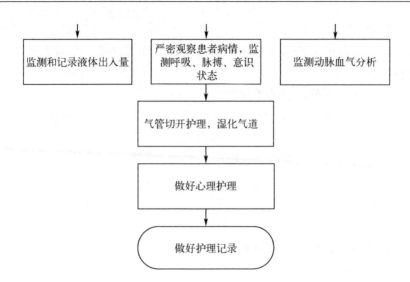

九、患者出现急性肝衰竭的应急预案与流程

【应急预案】

1. 体位：让患者取舒适卧位。

2. 保持气道通畅：鼓励患者咳嗽排痰，变换体位，及时清除呼吸道分泌物。

3. 立即建立静脉通道：遵医嘱正确给药。

4. 严密观察患者病情变化

（1）监测患者神志、瞳孔及生命体征变化。

（2）观察患者皮肤巩膜黄染、腹胀、出血等情况，及时发现并发症。

（3）准确记录出入液量，必要时留置导尿管和鼻饲管。

5. 饮食：给予高热量、高维生素、适量蛋白、低脂易消化饮食。肝性脑病的患者，禁食蛋白质，昏迷患者可经鼻饲管供食。

6. 加强安全防护：对躁动者应采取加床挡等安全防护措施，避免发生意外损伤。

7. 预防感染：保持病室清洁，空气流通，减少探视，医务人员严格执行标准预防。

8. 心理护理：关心、安慰和鼓励患者，使其增强自信心，取得其积极配合。

9. 做好护理记录。

【流程】

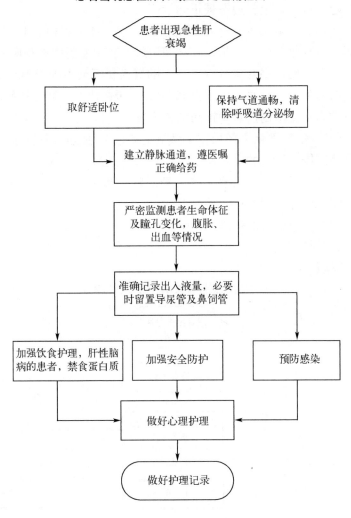

患者出现急性肝衰竭应急处理流程图

十、患者出现急性肾衰竭的应急预案与流程

【应急预案】

1. 让患者卧床休息，以减轻肾脏负担。

2. 建立静脉通道，遵医嘱正确给药。

3. 密切观察病情变化：注意观察患者生命体征和神志的变化，严格监测 24h 尿量及出入液量，并详细记录，密切监测体重及血钾变化。

4. 饮食：给予高热量饮食；糖类的摄入量每天不少于 100g，严格控制蛋白质的摄入，每天不超过 0.5g/kg；蛋白质要以富含氨基酸的动物蛋白质为主；限制饮食中钾和钠的含量。

5. 预防感染：严格无菌操作，以防交叉感染；加强各种管道的护理，防止尿路感染及压疮的发生。

6. 心理护理：做好心理疏导，消除紧张和不安情绪；向家属做好解释工作，告知早期透析的重要性。

7. 做好透析患者的护理。

8. 做好护理记录。

【流程】

患者出现急性肾衰竭应急处理流程图

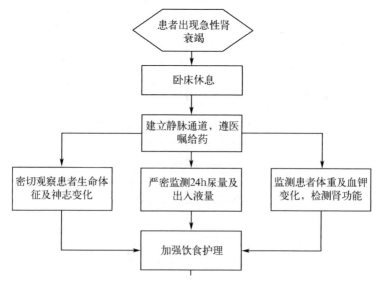

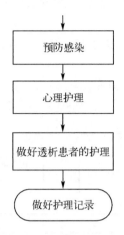

十一、患者出现多器官功能障碍综合征的应急预案与流程

【应急预案】

1.患者出现多器官功能障碍综合征时，应协助患者取合适体位，给予吸氧。

2.立即建立静脉通道:遵医嘱给予病因、对抗炎症介质、营养支持、中和毒素、器官功能支持等治疗。

3.加强病情观察

（1）严密观察患者生命体征、神志的变化。

（2）密切注意患者心率、心律和 ECG 图像变化并及时处理。

（3）注意患者尿量、颜色、酸碱度和血尿素氮、肌酐的变化。

（4）注意患者皮肤颜色、湿度、弹性、皮疹、出血点、瘀斑等。观察患者有无缺氧、脱水、过敏、弥散性血管内凝血（DIC）等现象。

（5）观察药物反应。

4.保证患者营养与热量的摄入。

5.防止感染：多器官功能障碍综合征患者最好住单人间，严格执行床边隔离和无菌操作，注意呼吸道护理，保证室内空气流通，定时开窗通风、消毒，控制探视人员，减少各种可能的感染因素。

【流程】

患者出现多器官功能障碍综合征应急处理流程图

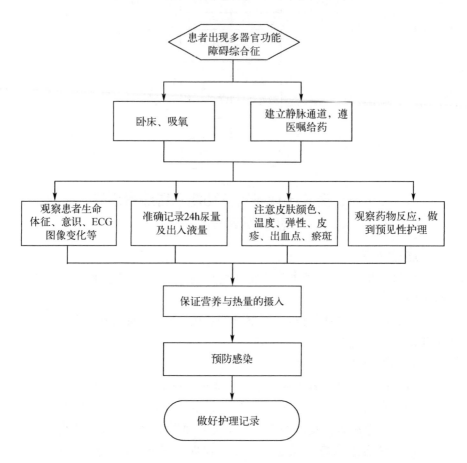

十二、患者发生急性心肌梗死的应急预案与流程

【应急预案】

1.当患者发生急性心肌梗死时，嘱患者绝对卧床休息，同时通知医生。

2.给予患者吸氧 3 ~ 4L/min，迅速建立静脉通道。

3. 静脉采血查心肌坏死标志物、凝血功能、血常规、电解质等。

4. 遵医嘱立即给予吗啡等镇痛药物。

5. 持续进行心电监测，观察患者生命体征，发现异常情况及时报告。

6. 准备好抢救器械及药物，配合医生对症处理及抢救。

（1）再灌注心肌

①介入治疗：在患者住院 90min 内施行经皮冠状动脉介入治疗（PCI）。

②溶栓疗法：无条件施行介入治疗或错过介入再灌注时机，无禁忌证者，应立即（接诊患者 30min 内）行溶栓疗法。

③紧急主动脉 - 冠状动脉旁路移植术（CABG）：PCI 失败或溶栓治疗无有效指征者争取 6 ~ 8h 施行。

（2）消除心律失常

①一旦发生室性期前收缩（早搏）或室性心动过速（室速），遵医嘱立即用利多卡因 50 ~ 100mg 静脉注射，每 5 ~ 10min 重复 1 次，至早搏消失；室性心律失常可反复用胺碘酮。

②发生心室颤动或持续多形性室速时，立即行非同步直流电除颤或同步电复律。

③必要时行临时起搏器置入术。

（3）控制休克：给予扩容、升压、纠正酸中毒等对症支持治疗。低血容量，可用右旋糖酐；采用升压药，如多巴胺、多巴酚丁胺；采用血管扩张药，如硝酸甘油、硝普钠；纠正酸中毒，使用碳酸氢钠等抗休克处理。

7. 抢救结束后，及时准确地记录抢救过程。

【流程】

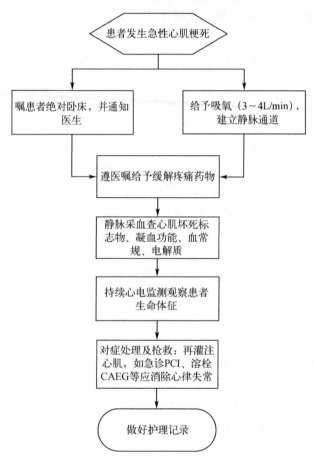

患者发生急性心肌梗死应急处理流程图

十三、患者发生严重室性心律失常的应急预案与流程

【应急预案】

1.患者发生严重室性心律失常时,让患者绝对卧床休息,并立即通知值班医生。

2.室性心动过速伴神志障碍、严重低血压、急性肺水肿者应紧急行同步电复律。

3.如为心室颤动应立即行心肺复苏。

4.心搏、呼吸停止时应立即行心肺复苏。

5.遵医嘱应用抗心律失常药物。

6.及时记录患者生命体征及抢救过程。

【流程】

患者发生严重室性心律失常应急处理流程图

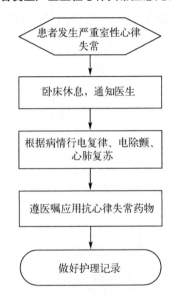

十四、患者出现急性肺水肿的应急预案与流程

【应急预案】

1.当患者出现急性肺水肿时,立即通知医生。

2.将患者安置为端坐位或半卧位,双腿下垂,以减少回心血量,减轻心脏负担。

3.吸氧:高流量给氧,病情特别严重者采用面罩呼吸机加压(持续正压通气,CPAP)或双气道正压(BiPAP)给氧,使肺泡内压增加,一方面使气体交换加强,另一方面可以对抗组织积液向肺泡内渗透。

4.遵医嘱给予镇静、利尿、扩血管和强心药物。

5. 病因治疗：输液速度过快者应立即停止或减慢速度；尿毒症患者可用透析治疗；感染诱发者应立即适当应用抗生素；毒气吸入者应立即脱离现场，给予解毒剂。

6. 认真记录患者抢救过程。

7. 患者病情平稳后，加强巡视，重点交接班。

【流程】

患者出现急性肺水肿应急处理流程图

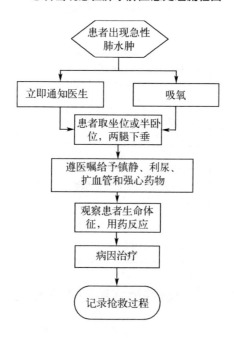

十五、患者发生晕厥的应急预案与流程

【应急预案】

1. 患者发生晕厥，立即解开患者衣领，取平卧位或头低足高位，将其头偏向一侧，保持室内空气流通，并通知医生处理。

2. 开放气道、保持畅通，吸氧，监测患者生命体征，配合医生抢救。

3. 观察患者意识，并检查有无外伤。

4. 向患者及家属讲解有关晕厥的防护知识，配合相关检查，及时排除原发疾病。

5. 做好病情及抢救记录。

【流程】

患者发生晕厥应急处理流程图

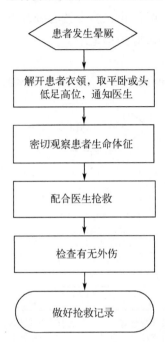

十六、患者发生脑出血的应急预案与流程

【应急预案】

1. 当患者发生脑出血,让其平卧、头偏向一侧,保持安静,减少搬动,烦躁不安者可给予镇静药。

2. 保持呼吸道通畅,给氧、吸痰,必要时行气管插管。

3. 建立静脉通道 2～3 条,根据医嘱给予脱水药以降低颅内压,并使用降压药物控制血压。

4. 昏迷者禁食 24h,以后遵医嘱鼻饲或静脉输液,记录出入液量,保持水、电解质平衡。

5.高热及昏迷患者头部置冰枕，必要时进行人工冬眠，以降低脑代谢。

6.加强基础护理，必要时留置导尿管。

7.严密观察患者生命体征及神志、瞳孔变化，做好各项护理记录。

8.若患者心搏、呼吸停止，立即按心肺复苏处理。

9.密切观察病情并做好护理记录。

【流程】

患者发生脑出血应急处理流程图

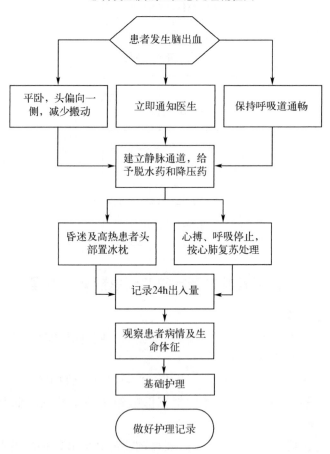

十七、患者出现脑疝的应急预案与流程

【应急预案】

1. 患者出现脑疝时，立即通知医生，予以平卧或侧卧，头偏向一侧，快速清理呕吐物及呼吸道分泌物，保持呼吸道通畅，给予有效的氧气吸入。

2. 迅速建立静脉通道，快速静脉滴注 20% 甘露醇；静脉注射呋塞米，降低颅内压，减轻脑水肿。

3. 持续心电监护并监测颅内压，严密观察患者意识、瞳孔、血压、呼吸、脉搏变化及脱水效果，及时发现脑疝的先兆症状，评估手术时机。

4. 如病变部位和性质明确，需实施手术清除病灶者，根据医嘱立即做备皮等术前准备。

5. 患者出现呼吸、心搏停止时，应立即进行心肺复苏。

6. 准确及时地记录抢救过程。

【流程】

患者出现脑疝应急处理流程图

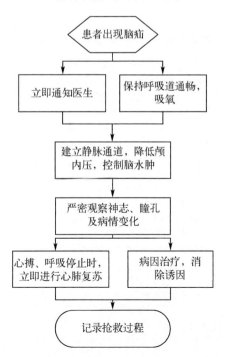

十八、患者癫痫大发作时的应急预案与流程

【应急预案】

1. 患者癫痫大发作时，应立即置患者平卧，解衣扣，松裤带，取下义齿。同时通知医生。

2. 及时清理呼吸道，保持气道通畅，尽快用毛巾、手帕或裹纱布的压舌板塞入患者齿间，防止舌咬伤。深昏迷者用舌钳将舌拉出，防止舌后坠引起呼吸道堵塞，必要时行气管切开术。

3. 给予吸氧，建立静脉通道，保持环境安静，避免强光刺激，遵医嘱给予抗癫痫及镇静药物。

4. 注意观察抽搐发作部位、顺序、频率、持续时间及发作期间患者神志、瞳孔变化。

5. 注意保护患者，制动患者时用力应适当，以免发生骨折。

6. 告知家属，交代病情，专人陪护。

7. 做好病情记录。

【流程】

患者癫痫大发作时应急处理流程图

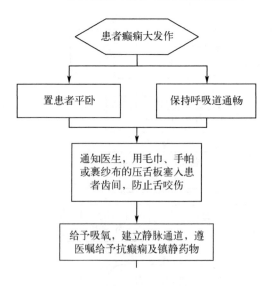

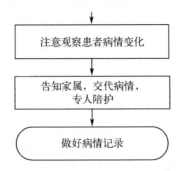

十九、患者突发上消化道大出血的应急预案与流程

【应急预案】

1. 患者发生上消化道出血时，绝对卧床休息，头稍高并偏向一侧，清理口腔分泌物，保持呼吸道通畅。

2. 立即通知医生，给予氧气吸入、心电监护，迅速建立静脉通道。

3. 抽血交叉，尽快准确实施输血、输液及各种止血治疗。

4. 准备好抢救用物，如吸痰器、气管插管、呼吸气囊、三腔二囊管等。

5. 遵医嘱静脉给药及口服止血类药物。

6. 密切观察患者的生命体征及病情变化。

7. 准确记录出入液量，观察患者呕吐物和粪便的性状及量，评估患者的出血情况及并发症的发生，发现异常及时报告医生。

8. 做好心理护理，关心安慰患者。

9. 做好护理记录。

【流程】

患者突发上消化道大出血应急处理流程图

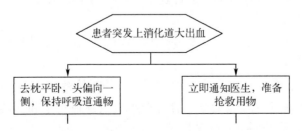

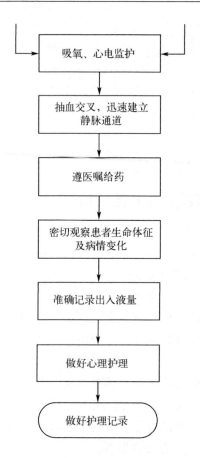

二十、患者发生弥散性血管内凝血的应急预案与流程

【应急预案】

1. 患者发生出血倾向，立即通知医生，考虑弥散性血管内凝血时，给予氧气吸入，纠正缺氧。

2. 迅速建立静脉通道，根据医嘱用药，防止失血性休克，纠正酸中毒及电解质紊乱。

3. 备好急救药品和物品，配合医生，积极抢救。

4. 遵医嘱进行抗凝治疗，补充血小板及凝血因子和新鲜血浆，给予抗纤溶药。

5. 严密观察患者生命体征、意识状态及瞳孔、尿量的变化，记录 24h 尿量。

6. 注意保暖，预防并发症，做好护理记录。

【流程】

患者发生弥散性血管内凝血应急处理流程图

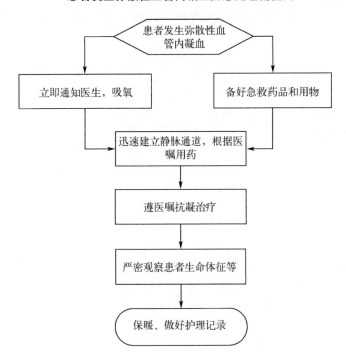

二十一、患者发生糖尿病酮症酸中毒的应急预案与流程

【应急预案】

1. 患者发生糖尿病酮症酸中毒时，应配合医生立即抢救，准备各种抢救物品。

2. 给予吸氧，保持呼吸道通畅，心电监护，同时建立静脉通道。

3. 立即采血查血糖、血酮体、电解质、肾功能、血气分析等，留取尿标本。

4. 遵医嘱给予胰岛素治疗，定时监测血糖。

5. 纠正电解质紊乱，定期复查电解质；纠正酸中毒，定期复查血气分析。

6. 密切观察患者生命体征及神志变化，准确记录 24h 出入液量。

7. 加强基础护理，详细记录抢救过程。

【流程】

患者发生糖尿病酮症酸中毒应急处理流程图

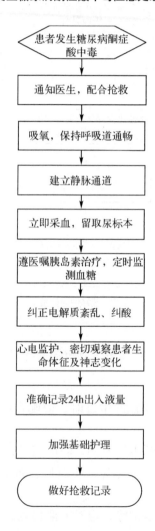

二十二、患者出现甲状腺功能亢进
危象的应急预案与流程

【应急预案】

1. 患者出现甲状腺功能亢进（甲亢）危象时，应立即通知医生，准备抢救用物，配合医生给予抢救。

2. 给予吸氧，患者呼吸困难时取半卧位。

3. 建立静脉通道，纠正水、电解质紊乱。

4. 护士准确按医嘱给予 PTU、糖皮质激素等。

5. 行物理降温，必要时行人工冬眠。

6. 密切观察患者生命体征的变化，准确记录 24h 出入液量。

7. 躁动者需适当约束，遵医嘱使用镇静药物；昏迷者应加强基础护理，预防坠床和压疮发生。

8. 去除诱因，治疗合并症，如心力衰竭，加用洋地黄制剂。

9. 通知患者家属。

10. 记录抢救过程。

【流程】

患者出现甲亢危象应急处理流程图

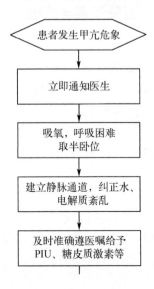

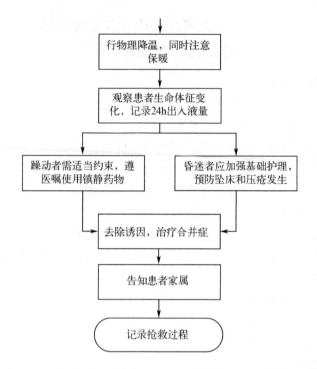

二十三、患者出现肺源性心脏病合并呼吸衰竭的应急预案与流程

【应急预案】

1. 患者出现肺源性心脏病（肺心病）合并呼吸衰竭（呼衰）时，立即给予持续低流量吸氧，保持呼吸道通畅，及时清除呼吸道分泌物。

2. 通知医生，并建立静脉通道。

3. 遵医嘱给予药物对症治疗，有明显缺氧和二氧化碳潴留，可应用呼吸兴奋药，禁用对呼吸有抑制作用的药物，根据病情合理地使用呼吸机。

4. 正确使用抗生素。

5. 纠正酸、碱平衡失调和电解质紊乱。

6. 给予心电监护，密切观察患者生命体征的变化。

7. 协助通知家属。

8. 做好护理记录。

【流程】

患者出现肺心病合并呼衰应急处理流程图

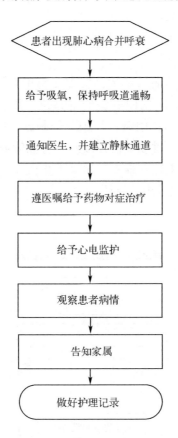

二十四、患者出现大咯血的应急预案与流程

【应急预案】

1. 患者出现大咯血时，应立即置患者平卧位，头偏向一侧，并通知医生。

2. 保持患者呼吸道通畅，吸出鼻、咽喉及支气管的血块，给予吸氧。

3. 准备抢救用物及药品。

4. 开放静脉通道。

5. 遵医嘱对症处理

（1）对剧烈咳嗽或频繁咳嗽者，应给予镇咳药如可待因，但年老体弱或肺功能不全者慎用。

（2）应用止血药止血，可用垂体后叶素 10 ～ 20U 加入 5% 葡萄糖液 500ml 中静脉滴注。

（3）对有窒息先兆者（胸闷、气促、唇甲发绀、冷汗淋漓、烦躁不安、牙关紧闭等），应立即取头低足高位，用压舌板和开口器打开口腔，患者侧卧位行体位引流，轻拍背部刺激咳嗽，迅速排出在气道和口咽部的血块，必要时吸痰，并做好气管插管或气管切开的准备。

6. 必要时配合医生行纤维支气管镜下止血。

7. 密切观察患者生命体征变化。

8. 做好护理记录。

【流程】

患者出现大咯血应急处理流程图

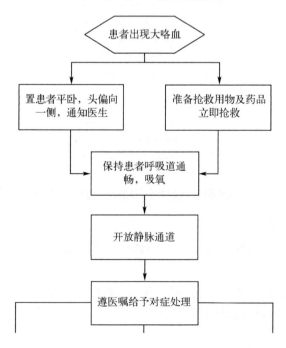

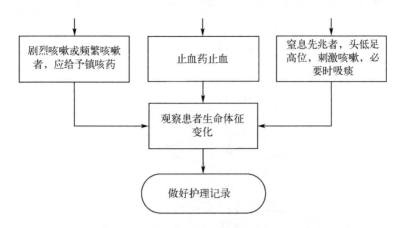

二十五、患者出现自发性气胸的应急预案与流程

【应急预案】

1. 患者出现自发性气胸，应立即给予吸氧，并通知医生。

2. 准备抢救用物，协助医生紧急排气治疗（用无菌针头或 50～100ml 注射器直接从患侧锁骨中线外侧第 2 肋间隙穿刺抽气）。

3. 建立静脉通道。

4. 配合医生继续抢救。

5. 密切观察患者病情变化。

6. 需行胸腔闭式引流术者，按胸腔引流术后护理常规。

7. 给予健康指导。

8. 做好护理记录。

【流程】

患者出现自发性气胸应急处理流程图

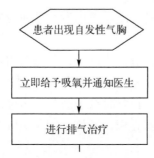

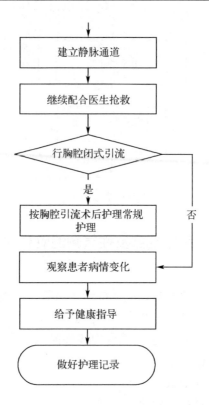

二十六、患者突发肝性脑病的应急预案与流程

【应急预案】

1. 患者出现突发肝性脑病时，应立即通知医生，置患者于仰卧位，头偏向一侧，以防舌后坠阻塞呼吸道。必要时加床挡及约束带保护，防止坠床摔伤，清理危险物品。

2. 保持患者呼吸道通畅，深昏迷患者必要时应做气管切开以排痰，保证氧气的供给。

3. 迅速建立静脉通道，遵医嘱给药，促进有毒物质的代谢清除。

4. 消除诱因，避免诱发和加重肝性脑病，减少肠内毒素的生成和吸收。禁止蛋白质的摄入，必要时给予弱酸性溶液灌肠和硫酸镁导泻。

5. 尿潴留患者给予留置导尿，并详细记录 24h 出入液量。

6. 密切监测患者生命体征、神志、瞳孔变化情况。

7. 做好护理记录及交接班。

【流程】

患者突发肝性脑病应急处理流程图

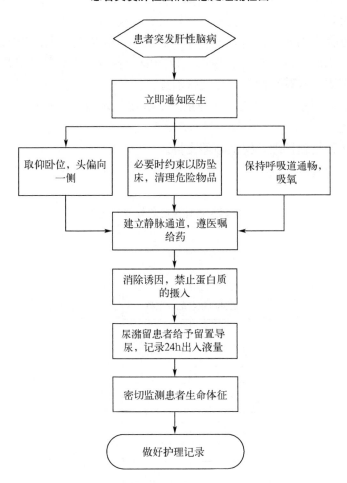

二十七、患者发生感染性休克的应急预案与流程

【应急预案】

1. 患者发生感染性休克时，应评估患者。

2. 立即通知医生，备齐急救物品、药品，配合抢救。

3. 让患者取平卧或中凹卧位。

4. 进行保暖或物理降温。

5. 给予氧气吸入，根据患者血氧饱和度情况调节氧流量，保持呼吸道通畅。

6. 进行心电监护，每 5 ～ 10min 测血压、脉搏或心率、呼吸。

7. 建立两条以上的静脉通道，遵医嘱行补液、抗感染、升压、维持水电解质及酸碱平衡等对症支持治疗。

8. 密切观察病情变化，准确记录 24h 出入水量，注意皮肤色泽和温度变化。

9. 加强基础护理，提供心理支持。

10. 做好护理记录。

【流程】

患者发生感染性休克应急处理流程图

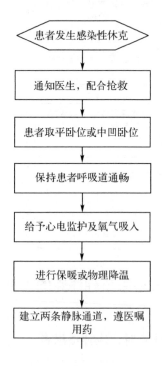

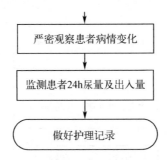

二十八、患者发生肺栓塞的应急预案与流程

【应急预案】

1. 患者发生肺栓塞时，应严密观察病情，及时发现患者的肺栓塞症状。

2. 给予吸氧，患者绝对卧床休息，限制活动。

3. 迅速建立静脉通道，积极配合医生抢救，应用抗凝、溶栓药物；监测血氧饱和度，观察缺氧纠正情况，保持呼吸道通畅。

4. 监测患者生命体征，定期复查动脉血气、凝血功能及心电图。记录 24h 出入液量。出现右心功能不全时，遵医嘱使用强心药，限制水钠摄入。

5. 严密观察病情，观察牙龈、皮肤黏膜、大小便颜色，有无头痛、呕吐、意识障碍等出血症状。避免反复穿刺血管，延长穿刺后按压时间。

6. 做好心理护理和健康教育。

7. 做好护理记录。

【流程】

患者发生肺栓塞应急处理流程图

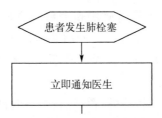

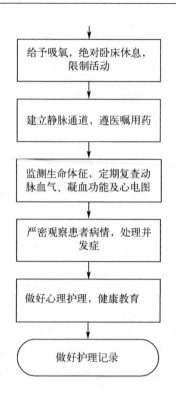

给予吸氧，绝对卧床休息，限制活动

建立静脉通道，遵医嘱用药

监测生命体征，定期复查动脉血气、凝血功能及心电图

严密观察患者病情，处理并发症

做好心理护理，健康教育

做好护理记录

第三节　外科急危重症患者护理的应急预案与流程

一、患者发生休克的应急预案与流程

【应急预案】

1.患者发生休克时应保持呼吸道通畅，立即去枕，取中凹卧位，清除口咽部异物、血块、黏液等。同时头偏向一侧，防止舌后坠，必要时行气管插管或气管切开。给予氧气吸入，缺氧严重者，可通过面罩给氧或人工辅助呼吸。

2.立即止血：对失血性休克患者，应立即采取直接按压出血处止血，脏器血管破裂出血，应快速做好手术前准备，在抢救休克的同时手术止血。

3. 开放两条有效静脉通道，及时补充血容量。

4. 休克患者应立即就地进行抢救，避免过多搬动或远距离的转运，保持患者安静。

5. 体位：取休克卧位，即头和躯干抬高 20°～ 30°，下肢抬高 15°～ 20°。

6. 镇痛：有创伤或剧烈疼痛时给予镇痛药，吗啡 5～ 10mg 肌内或静脉注射。有严重颅脑外伤、呼吸困难、急腹症患者诊断未明确者禁用。

7. 降温或保暖：根据患者具体情况和室温采取降温或保暖措施。

8. 采血标本送检，查血型及配血。

9. 监测肾功能。

10. 放置中心静脉压导管监测中心静脉压，进行心电监测。

11. 严密观察患者病情变化：生命体征、神志、尿量等。

12. 加强基础护理及专科护理、心理护理，预防医院感染。

13. 做好护理记录。

【流程】

患者发生休克应急处理流程图

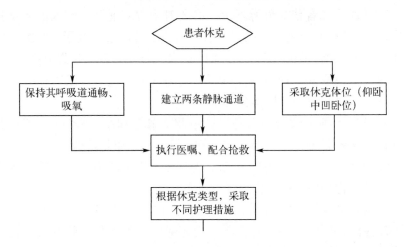

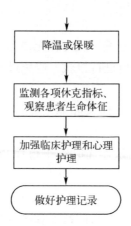

二、患者发生创伤性休克的应急预案与流程

【应急预案】

1.患者发生创伤性休克时,应给予吸氧6～8L/min,同时通知医生。保持其呼吸道通畅,清除口腔内血块及异物。

2.置患者于仰卧中凹卧位,头与躯干抬高20°～30°,下肢抬高15°～20°(卧位应根据受伤部位不同进行调整,如骨盆骨折患者需要平卧位),增加回心血量及改善脑血流。

3.迅速为患者建立静脉通道,必要时采取双通路,输入液体及其他血制品,补充血容量,如患者继续出现血压下降,心率高于120次/分,血压低于80/50mmHg,且神志恍惚,四肢厥冷,甚至出现失血性休克,在补充血容量同时,应查找原因是否有合并内脏破裂,及时请有关科室会诊,同时临时结扎肢体出血部位。

4.备好各种抢救物品及药品。监测血氧饱和度(SPO_2),进行血气分析。必要时进行气管插管或气管切开,人工辅助呼吸。

5.密切观察患者病情的动态变化,注意患者的面色、口唇、肢体末梢血供,行心电监护,做好术前准备。

6.留置导尿管,密切观察患者尿量变化,记录24h出入液量。

7.注意保暖,适当增加盖被,但应避免用热水袋或热水瓶,防止烫伤。

8. 准确及时记录抢救过程，做好交接班。

【流程】

患者发生创伤性休克应急处理流程图

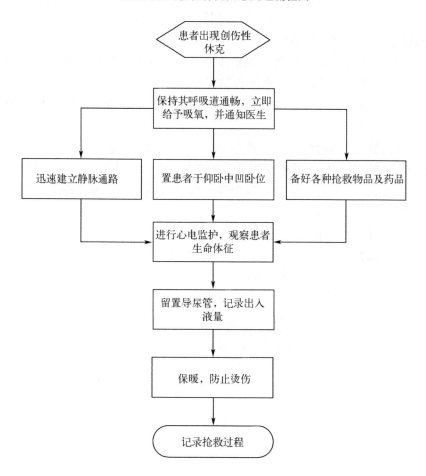

三、患者发生开放性骨折的应急预案与流程

【应急预案】

1. 患者发生开放性骨折时，应立即通知医生，迅速为患者建立静脉通道，补充血容量，必要时遵医嘱输血，准备好抢救物品及药品。

2. 保持患者呼吸道通畅，给予吸氧。

3. 妥善固定伤肢，对伤处进行包扎止血。

4. 常规采集血标本，协助医生做好各种辅助检查。

5. 密切观察患者生命体征、尿量、神志、面色、口唇、肢体末梢血供变化，进行心电监护。

6. 必要时留置导尿管，观察并记录尿液颜色、性状和量，以了解有效循环血量情况，泌尿系统损伤程度。

7. 协助医生做好各种诊断性穿刺及治疗，如胸穿、腹穿、胃肠减压及胸腔闭式引流术。

8. 抢救的同时做好术前准备：禁食、禁饮水、备皮、皮试、术前用药准备、各种检查结果报告单（X 线片、CT、磁共振等）的准备等。

9. 做好患者及家属的心理护理，病情危重者需要专人陪伴，使其有安全感，以减轻患者恐惧和焦虑心情。

10. 做好护理记录及交接班。

【流程】

患者发生开放性骨折应急处理流程图

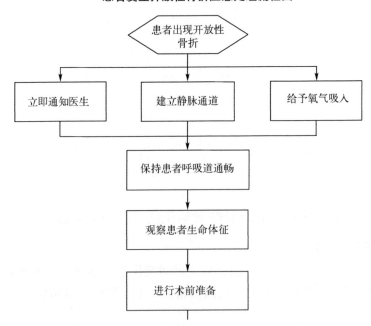

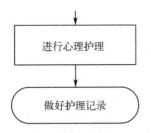

进行心理护理

做好护理记录

四、患者发生重度颅脑损伤的应急预案与流程

【应急预案】

1. 患者发生重度颅脑损伤时，应快速接诊，立即通知医生，判断患者颅脑损伤程度，采取侧卧位或半卧位。

2. 立即清除呼吸道分泌物，给予氧气吸入，保持呼吸道通畅，必要时行气管插管或气管切开。

3. 迅速建立静脉通道，有颅内压增高表现者，遵医嘱给予脱水药20% 甘露醇 250ml 及呋塞米 40mg 静脉注射。

4. 进行心电监护，严密观察患者生命体征、神志、瞳孔及神经系统体征变化。

5. 留置导尿管，记录患者尿量。

6. 需包扎者无菌包扎伤口，需手术者做好术前准备。

7. 备好各种抢救物品及药品，若患者呼吸、心搏停止，按心肺复苏抢救。

8. 安抚家属，做好心理护理，准确记录护理过程，做好交接班。

【流程】

患者发生重度颅脑损伤应急处理流程图

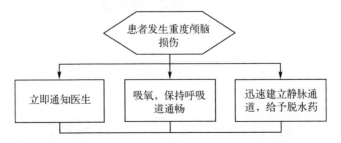

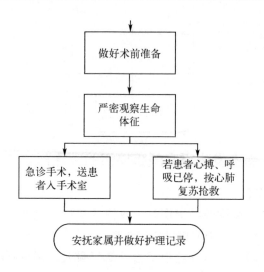

五、患者出现颅高压危象的应急预案与流程

【应急预案】

1.患者出现颅高压危象时，应立即通知医生，抬高床头 15°～30°，减轻脑水肿。

2.给予氧气吸入，保持呼吸道通畅，及时清除呼吸道分泌物，必要时行气管切开或气管插管。

3.迅速建立静脉通道，遵医嘱使用脱水药，常用 20% 甘露醇 250ml 快速静脉滴注，15～30min 输注完毕。

4.做好术前准备，协助医生行专科治疗。

5.采用冬眠低温或冬眠合用头颈局部低温（冰帽/冰枕），可降低颅内压，减轻脑水肿并提高脑组织对缺氧的耐受性。

6.严密观察患者生命体征、神志、瞳孔及神经系统体征变化。

7.遵医嘱给予防癫痫发作药物。

8.做好护理记录及交接班。

【流程】

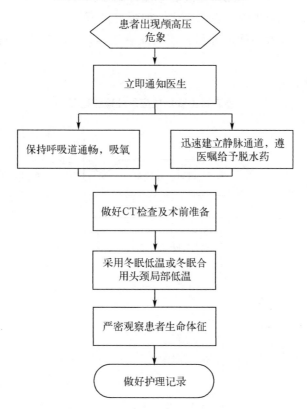

患者出现颅高压危象应急处理流程图

六、患者肾上腺术后危象的应急预案与流程

【应急预案】

1. 肾上腺手术后的患者，出现胸闷、心慌、呼吸急促、全身出冷汗、血压下降、高热等情况时，立即通知医生。

2. 立即给予心电监护、吸氧；评估患者生命体征，观察神志等变化。

3. 开放静脉通路，遵医嘱行皮质激素治疗：最初 1 ～ 2h 迅速静脉滴注氢化可的松 100 ～ 200mg，5 ～ 6h 静脉输注氢化可的松 500 ～ 600mg。第 2 ～ 3 天给予氢化可的松 300mg，然后每日减 100mg。

4.患者可能有血压下降和电解质紊乱，应给予补液、应用血管活性药物纠正电解质紊乱，补液后不能升高血压者应注意纠正酸中毒。

5.密切监护血压及心率变化，加强交接班。

6.做好患者心理护理和家属的安慰工作，记录抢救过程，做好交接班。

【流程】

患者肾上腺危象应急处理流程图

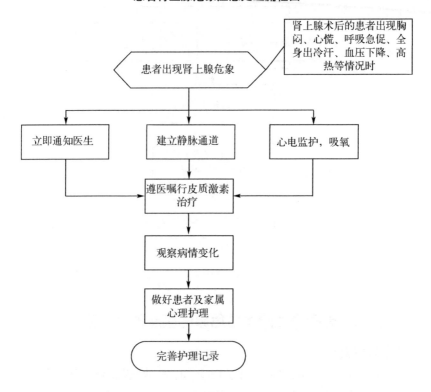

七、患者发生胃肠穿孔的应急预案与流程

【应急预案】

1.患者发生胃肠穿孔时，应严密观察病情，记录患者生命体征及腹部情况的变化。

2. 生命体征稳定的取半卧位，以利于漏出的消化液聚于盆腔最低位，减少毒素吸收，休克则应采取仰卧中凹位，增加回心血量。

3. 禁食、禁水，进行持续胃肠减压。

4. 记录患者出入液量，合理安排输液种类控制滴速，维持水、电解质及酸碱平衡，维持营养。

5. 预防和控制感染，遵医嘱合理应用抗生素。

6. 做好心理护理及健康教育。

7. 完善术前准备，必要时行急诊手术。

8. 做好护理记录及交接班。

【流程】

患者发生胃肠穿孔应急处理流程图

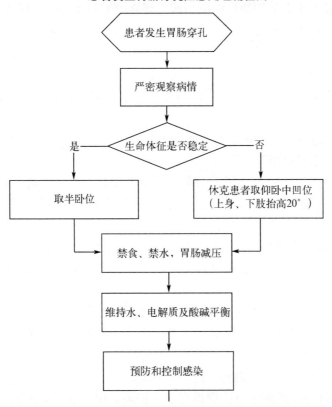

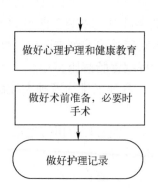

八、患者发生大面积烧伤的应急预案与流程

【应急预案】

1.患者发生大面积烧伤时应立即安置在隔离病室并通知医生。

2.对危及生命的症状、体征及时处理，给予吸痰、吸氧。

3.遵医嘱给予镇静镇痛药。备好各种抢救药物及用品，如呼吸兴奋药、强心药、气管切开包、雾化吸入器、吸痰器等。

4.建立有效的静脉通道，制订输液计划，遵医嘱给予晶体液、胶体液交替输注。

5.补液速度：伤后8h补入总量的一半，另一半于伤后8～24h补入，能口服者，尽量口服。

6.保持患者呼吸道通畅，清理呼吸道分泌物、呕吐物时，将患者头偏向一侧，避免误吸；呼吸道烧伤严重、呼吸困难时立即行气管切开，可行超声雾化吸入湿化呼吸道。

7.抽血：鉴定血型、做交叉配血实验、测二氧化碳结合力及血常规。

8.留置导尿管：注意观察尿液的颜色、性状、量，同时准确记录出入液量。

9.严密观察生命体征及病情变化：重度烧伤患者每15～30min测量生命体征1次，病情稳定后遵医嘱测量生命体征，必要时进行心电监护。

10.创面处理：清除血迹、污迹，抬高患肢，预防感染。

11.做好心理护理：急性期需有专人护理，使患者有安全感，听取并解答患者或家属的疑问，以减轻恐惧和焦虑心情，以良好的心理状态接受治疗和护理。

12. 做好护理记录及交接班。

【流程】

患者发生大面积烧伤应急处理流程图

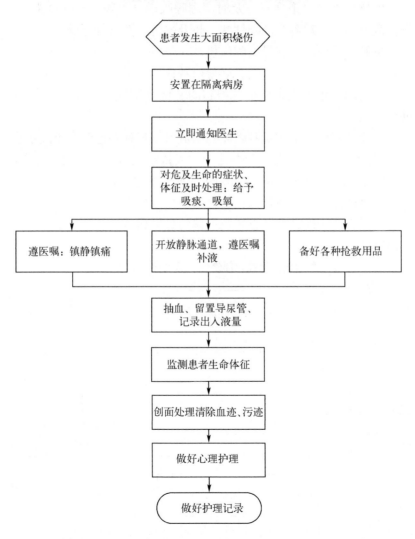

九、患者出现急性胸部外伤的应急预案与流程

【应急预案】

1. 患者出现急性胸部外伤应立即通知医生，给予氧气吸入，迅速建立两条以上静脉通道，进行心电监护。

2. 保持患者呼吸道通畅，及时清理呼吸道分泌物。呕吐时头偏向一侧，避免误吸，观察呕吐物性状、量及颜色，并做好记录。

3. 备好抢救药品、物品及呼吸机。

4. 遵医嘱予止血药、激素，必要时备血。

5. 密切观察患者生命体征、神志的变化及面色、口唇、肢体末梢血供。

6. 必要时配合医生放置胸腔闭式引流管，观察并记录引流液性状、颜色及量。如持续引流出不凝血性液体或持续大量气体溢出，心率高于 120 次 / 分，血压低于 80/50mmHg，神志恍惚、四肢厥冷，说明患者出现失血性休克，应在抗休克同时，积极做好术前准备。

7. 做好心理护理，减轻患者及家属的恐惧和焦虑。

【流程】

患者出现急性胸部外伤应急处理流程图

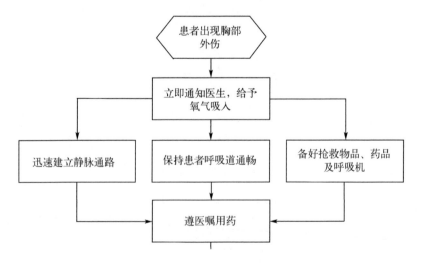

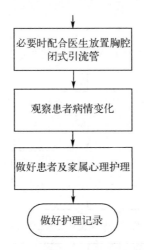

十、患者胸腔引流管意外脱落的应急预案与流程

【应急预案】

1. 患者出现胸腔闭式引流管脱落，立即制动，嘱患者屏气，无菌凡士林纱布覆盖伤口，高流量吸氧，紧急情况下可用手掌堵住伤口。

2. 安抚患者，通知医生及护士长。

3. 配合医生抽气或再次留置胸腔闭式引流管。

4. 认真做好病情记录。

5. 做好心理护理，减轻患者及家属的恐惧和焦虑，做好防导管滑脱安全宣教。

6. 密切观察病情变化，加强交接班。

【流程】

患者胸腔引流管意外脱落应急处理流程图

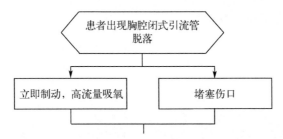

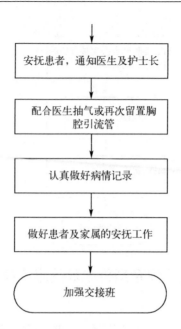

安抚患者，通知医生及护士长

配合医生抽气或再次留置胸腔引流管

认真做好病情记录

做好患者及家属的安抚工作

加强交接班

十一、气胸的应急预案与流程

【应急预案】

1.患者突发胸闷、气促、胸痛、听诊呼吸音减弱或消失、叩诊呈鼓音，立即通知医生。

2.给予高流量吸氧 4～6L/min，半卧位休息、制动，协助 X 线检查。

3.肺压缩＜ 25%，继续观察上述症状、体征变化，止咳、祛痰，保持大便通畅。

4.肺压缩＞ 25%，立即准备胸穿或胸腔闭式引流。

5.评估患者症状是否改善。

6.做好护理记录及交接班。

【流程】

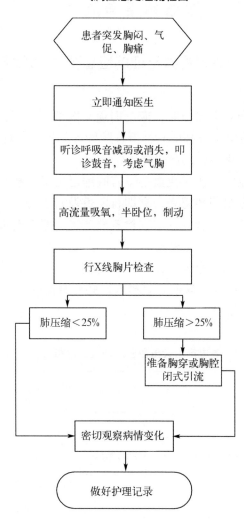

气胸应急处理流程图

第四节　妇儿科急危重症患者护理的应急预案与流程

一、患者产后大出血的应急预案与流程

【应急预案】

1. 患者发生产后大出血时，应立即通知医生，吸氧、快速建立双静脉通道，补充血容量，必要时行深静脉置管。备好急救药品及器材。

2. 若出现失血性休克，立即抗休克治疗。

3. 迅速查明原因，快速止血：子宫收缩乏力者，按摩子宫并应用宫缩药；疑有胎盘组织残留者，立即行阴道及宫腔检查，清除胎盘残留物；疑有软产道损伤者，应立即检查软产道，必要时缝合止血；出现凝血功能障碍，遵医嘱处理。

4. 密切观察产妇生命体征、神志及瞳孔变化、子宫收缩及阴道出血情况，及时报告医生，采取有效措施，必要时做好术前准备。

5. 做好抢救记录及交接班。

【流程】

患者产后大出血应急处理流程图

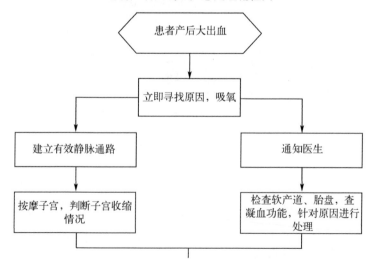

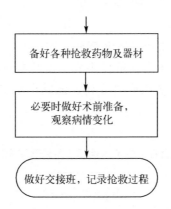

二、患者发生羊水栓塞的应急预案与流程

【应急预案】

1. 当产妇突然出现烦躁不安、呛咳、气促、呼吸困难、发绀，甚至休克、昏迷、出血不止且血液不凝等羊水栓塞临床表现时，立即通知医生。

2. 立即给予半卧位，加压吸氧，必要时协助医生行气管切开，保证供氧，减轻肺水肿，改善脑缺氧。

3. 遵医嘱给予抗过敏、解痉、纠正心力衰竭、抗休克、抗纤溶药物。

（1）抗过敏：立即静脉注射地塞米松 20 ～ 40mg，然后依病情继续静脉滴注维持；也可用氢化可的松 500mg 静脉注射，之后静脉滴注 500mg 维持。

（2）解痉：静脉注射阿托品 1mg，每 10 ～ 20min 1 次，直至患者面色潮红，微循环改善。

（3）纠正心力衰竭消除肺水肿

①用毛花苷 C 0.4mg 加入 50% 葡萄糖液 20ml 中静脉注射，必要时 1 ～ 2h 后可重复应用，一般于 6h 后再重复一次以达到饱和量。

②呋塞米 20 ～ 40mg 静脉注射，防治急性肾衰竭。

（4）抗休克纠正酸中毒

①用低分子右旋糖酐补充血容量后血压仍不回升，可用多巴胺 20mg 加入 5% 葡萄糖液 250ml 静脉滴注，以 20 滴 / 分开始，以后酌

情调节滴速。

② 5% 碳酸氢钠 250ml 静脉滴注，纠正酸中毒。

4. 严密监测患者生命体征，观察出血及血凝情况，及时记录。

5. 为产妇及家属提供心理支持，向其介绍患者病情的严重性，取得家属配合。

【流程】

患者发生羊水栓塞应急处理流程图

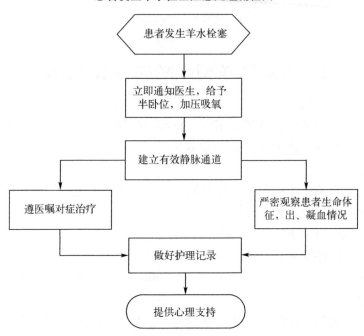

三、患者发生子痫的应急预案与流程

【应急预案】

1. 发现有抽搐迹象或正在抽搐的产妇时，应立即置患者平卧、头偏向一侧，解开衣领裤带，同时请身边其他患者或家属帮助呼叫医务人员，及时通知医生。

2. 加用床挡，以防患者坠床。将缠有纱布的压舌板放于患者的上下磨牙之间，以防舌咬伤。

3. 保持静脉通道通畅。遵医嘱给予降血压、镇静、解痉、利尿等药物治疗。

4. 将患者安置在单人房间，避免声光刺激，一切治疗及护理操作尽量轻柔，相对集中，避免干扰。

5. 严密监测患者生命体征、神志及瞳孔变化，专人守护，记录24h 出入液量。严密观察病情变化，及时发现脑出血、肺水肿、急性肾衰竭等并发症。

6. 遵医嘱执行血、尿检验与特殊检查。

7. 做好病情观察及护理记录。

【流程】

患者发生子痫应急处理流程图

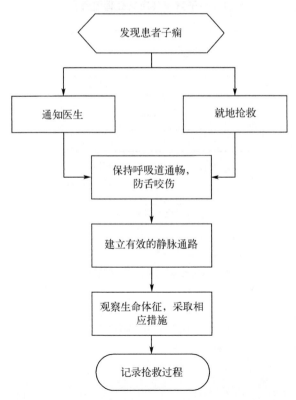

四、患者子宫破裂的应急预案与流程

（一）先兆子宫破裂

【应急预案】

1. 产程中发现胎心音异常改变及产妇出现异常腹痛、出现病理性缩腹环或血尿，立即通知医生。

2. 停止缩宫素引产，同时测量产妇生命体征及胎心音变化。

3. 遵医嘱给予抑制宫缩的药物、吸氧处理。

4. 做好剖宫产的术前准备及输液、输血准备。

5. 协助医生向患者或家属交代病情，签署知情同意书。

6. 密切观察患者病情变化并做好记录，准备急诊手术。

【流程】

患者先兆子宫破裂应急处理流程图

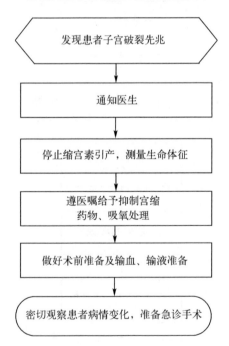

（二）子宫破裂

【应急预案】

1. 严格执行医嘱，医护密切配合，在抢救休克同时迅速做好术前准备。

2. 迅速建立有效静脉通道，给予输液、输血，快速补充血容量，抗休克同时，尽快手术。

3. 遵医嘱给予纠正酸中毒和抗感染药物。

4. 注意保暖，面罩给氧。

5. 严密观察患者生命体征，留置尿管，记录 24h 出入液量，急查血红蛋白，正确评估失血量。

6. 为产妇及家属提供心理支持。

7. 做好护理和抢救记录。

【流程】

患者子宫破裂应急处理流程图

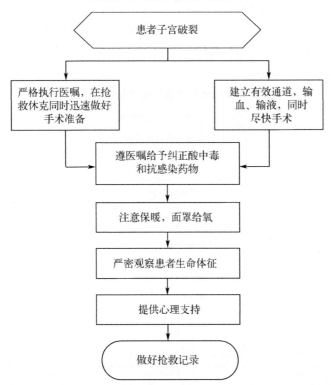

五、异位妊娠休克患者的应急预案与流程

【应急预案】

1. 立即通知医生，给予仰卧中凹位，使患者头胸部抬高 10°～20°，下肢抬高 20°～30°。

2. 建立有效静脉通路，选用 16～18G 留置针静脉穿刺，保持输液通畅。

3. 立即吸氧 2～4L/min，保持呼吸道通畅，观察给氧效果。

4. 严密监测生命体征，观察腹痛、阴道出血情况，注意保暖。

5. 协助医生做后穹窿穿刺；遵医嘱联系床边 B 超，禁忌灌肠、搬动患者。

6. 迅速采取血标本，查血常规、出凝血时间、血型，必要时输血。

7. 术前备皮，留置导尿管；通知手术室，护送患者到手术室，与手术室护士做好交接班。

8. 抢救争分夺秒，抢救人员分工明确，抢救用药两人核对，保留空安瓿，做好抢救及护理记录。

【流程】

异位妊娠休克患者应急处理流程图

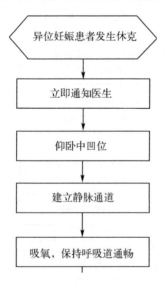

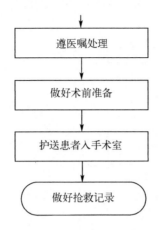

六、高热惊厥的应急预案与流程

【应急预案】

1. 保持呼吸道通畅，立即解开患儿衣扣，去枕平卧，头偏向一侧，用缠有纱布的压舌板放在上下齿之间，必要时用舌钳将舌拉出，有分泌物应及时吸出，窒息者行人工呼吸。

2. 控制惊厥，遵医嘱苯巴比妥钠 5 ~ 10mg/kg，肌内注射，或地西泮 0.1 ~ 0.5mg/kg，保留灌肠。

3. 吸氧，惊厥发作时及时吸氧 0.5 ~ 1.5L/min。

4. 测量体温，体温升高明显者应给予物理降温或药物降温。

5. 建立静脉通路。

【流程】

高热惊厥应急处理流程图

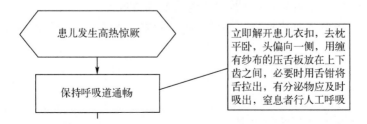

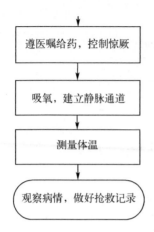

七、患儿发生呛奶窒息的应急预案与流程

【应急预案】

1. 各班检查负压吸引装置处于完好备用状态。

2. 当患儿发生呛奶或窒息时,立即将患儿取侧身头低位,给予拍背,使吸入呼吸道的奶汁或痰液排出,同时配合使用一次性吸痰器给予清理呼吸道,并立即通知医生及其他护理人员。

3. 护理人员迅速备好负压吸引用品(吸痰盘)和吸氧用品,必要时给窒息患儿行负压吸引和给氧。

4. 当患儿发生神志不清,呼吸、心搏骤停时,应立即进行人工呼吸、胸外按压、加压给氧等复苏抢救,必要时行气管插管,遵医嘱给予抢救用药,直至患儿恢复自主呼吸与心搏。

5. 严密观察患儿生命体征、神志和瞳孔变化,行心电监护。

6. 抢救结束后 6h 内据实准确记录抢救过程。

7. 待患儿病情平稳后分析了解引起窒息的原因,做好防范措施。

【流程】

患儿发生呛奶窒息应急处理流程图

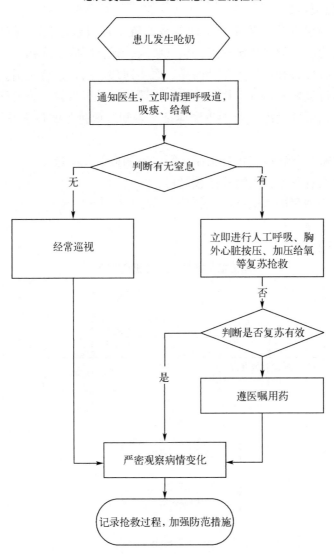

八、危重患儿抢救的应急预案与流程

【应急预案】

1. 发现患儿病情危重，立即将患儿置于辐射台，及时通知医生，同时迅速为患儿建立静脉通道，氧气吸入，保持呼吸道通畅。

2. 准备好各种抢救用品及药品。医生通知家属，进行谈话。

3. 维持良好的通气，换气功能，必要时用呼吸机做人工通气。

4. 病情好转后继续监测生命体征，告知家属抢救的过程及患儿的病情。

5. 严密观察病情变化及生命体征，监测血氧及尿量变化。

6. 医生补写抢救医嘱及抢救过程。

7. 准确书写护理记录。

8. 严格交接班。

【流程】

危重患儿抢救应急处理流程图

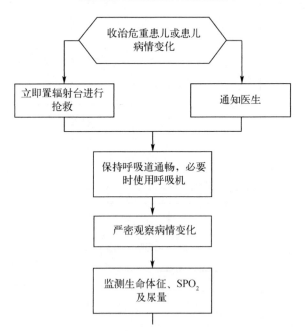

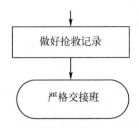

九、早产儿呼吸暂停的应急预案与流程

【应急预案】

1. 发现早产儿呼吸暂停，立即通知医生，并做好抢救物品及药品的准备。

2. 置患儿侧卧位，头偏向一侧，可改善肺的通气功能。

3. 立即弹拍足底或摩擦患儿胸腹，置于低限的中性温度中，保持体温在 36.5℃。

4. 给氧：反复发作有低氧倾向者，给予低浓度氧气，使动脉血氧饱和度（SaO_2）维持在 85%～95%。

5. 若无效行复苏囊辅助呼吸。

6. 遵医嘱给予枸橼酸咖啡因兴奋呼吸。

7. 必要时行持续气道正压（CPAP），严重者可用机械通气。

8. 严密观察患者病情变化。

9. 做好护理记录及交接班。

【流程】

早产儿呼吸暂停应急处理流程图

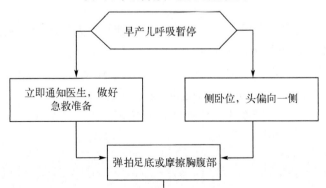

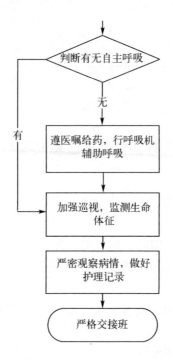

十、新生儿窒息的应急预案与流程

【应急预案】

1.发现患儿出现皮肤发绀、苍白或弹足底及触摸无反应。

2.立即将患儿处于侧位或者头低位，头偏向一侧，拍背，清理呼吸道分泌物。

3.通知医生。

4.医生根据患儿病情必要时进行气管插管，人工呼吸及胸外按压；根据医嘱给予药物及氧气吸入。

5.复苏成功后密切观察病情变化及患儿有无活力并及时记录在护理记录单上，医生在6h内补开医嘱及抢救记录。

6.密切观察病情变化，认真做好交接班。

【流程】

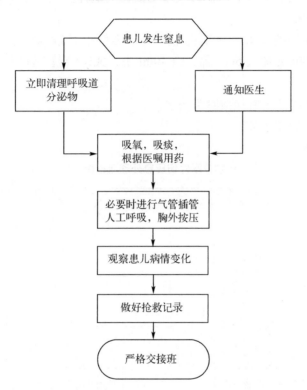

新生儿窒息应急处理流程图

第五节 五官科急危重症患者护理的应急预案与流程

一、化学性眼外伤的应急预案与流程

【应急预案】

1.发生化学性眼外伤时应立即冲洗伤眼：现场自救时可用自来水反复冲洗，立即到医院就诊，医生用生理盐水充分冲洗，除去残留。

2.结膜下注射和冲洗：结膜下注射阿托品 0.25 ~ 0.5mg，碱烧伤用弱酸性 3% 硼酸液冲洗，酸烧伤用 2% 碳酸氢钠溶液冲洗。

3. 大面积的化学烧伤，每天可用油膏玻璃棒分离上下穹窿部，防止形成睑球粘连。

4. 碱烧伤的患者，早期使用大剂量维生素 C 静脉注射，剂量为 1500 ～ 2000mg 加入 50% 葡萄糖 40ml 中，或球结膜下注射 250mg 维生素 C。

5. 局部滴抗生素和散瞳眼药水。

6. 做好护理记录。

【流程】

化学性眼外伤应急处理流程图

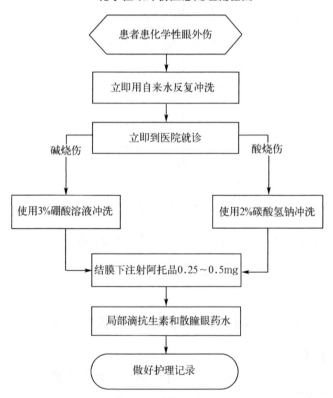

二、患者出现急性喉阻塞的应急预案与流程

【应急预案】

1. 发现患者急性喉阻塞时，应立即通知医生，配合抢救。

2. 准备好抢救药品及物品，如气管切开包、吸引器、无影灯及药物：麻黄碱、肾上腺素等，置患者半卧位，持续吸氧，迅速建立静脉通道。

3. 遵医嘱执行抢救方案，根据不同病因做不同处理，如因异物引起，立即取头低足高位，用掌根叩击背部，促使异物排出，若无效立即行手术取出异物。

4. 保持患者呼吸道通畅，及时清除呼吸道内分泌物，阻塞严重行气管切开者，床旁备好抢救设备。

5. 严密观察患者生命体征、神志，特别注意气管切开后的呼吸情况，观察患者血氧饱和度及呼吸困难改善程度。

6. 气管切开者，固定好外套管，保持内套管通畅，及时吸痰。

7. 患者病情平稳、神志清楚、生命体征稳定后，护理人员应注意：

（1）严密观察有无出血、感染、皮下气肿、纵隔气肿、气管食管瘘等并发症的发生。

（2）安慰患者和家属，教会患者与护士及家人交流的各种方式。

（3）及时、详细、准确地记录抢救过程。

【流程】

患者出现急性喉阻塞应急处理流程图

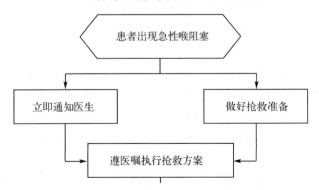

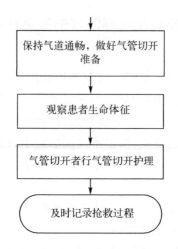

保持气道通畅，做好气管切开准备

观察患者生命体征

气管切开者行气管切开护理

及时记录抢救过程

第六节　手术室护理的应急预案与流程

一、手术室发生火灾的应急预案与流程

【应急预案】

1. 手术室发生火灾时，医务人员要保持清醒头脑，冷静面对，有组织、有秩序地帮助患者离开险区。

2. 火势较小，就近取灭火器材灭火，上报护士长及相关部门。

3. 火势较大难以控制，拨打保卫科及火警电话119，准确说出起火地点、火势大小、现场情况、报警人。

4. 如火灾发生在白天听从科主任、护士长指挥，夜间由麻醉医生指挥。

5. 手术医生尽快结束手术，用无菌膜覆盖伤口，做好转运准备；洗手护士配合尽快结束手术，保护伤口，去除患者身上的易燃烧物；麻醉医生负责患者的安全，使用简易呼吸球囊，做好转移患者准备；巡回护士关闭电源、氧源、中心吸引、各种电设备，确定逃生路线；医生助手准备转运车，确保紧急通道畅通。

6. 由手术医生、麻醉医生、手术室护士共同转运患者，在转运过程中，用湿纱布捂住口鼻，防止呼吸道烧伤。

7. 事后做好记录、上报不良事件、科室讨论分析整改措施。

【流程】

手术室发生火灾应急处理流程图

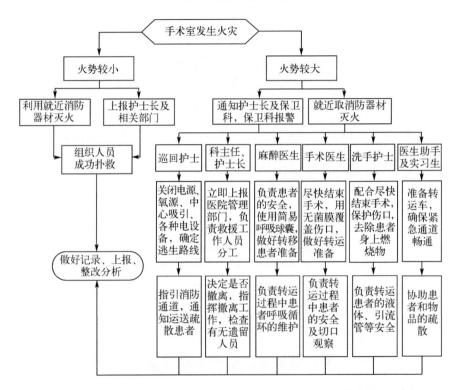

二、手术患者发生心搏骤停的应急预案与流程

【应急预案】

1. 手术患者发生心搏骤停时，立即抢救并呼叫他人帮助。

2. 手术医生立即胸外心脏按压，麻醉医生插管抢救。

3. 手术室护士立即建立静脉通道，遵医嘱给予抢救用药。

4. 准备除颤仪，协助电除颤，及时记录。

5. 护士将抢救用物及空安瓿瓶保留至抢救结束。

6. 密切观察患者病情，注意保暖，及时记录，做好交接班。

【流程】

手术患者心搏骤停应急处理流程图

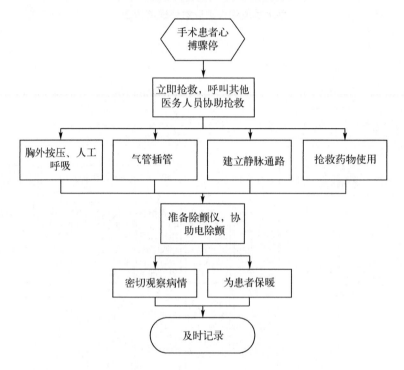

三、手术室发生泛水的应急预案与流程

【应急预案】

1. 手术室突然发生泛水，先查找原因看能否自行解决，不能解决通知修理组。

2. 报告护士长、组织转移物资。

3. 及时断电以防短路。

4. 环境清洁与消毒。

5. 定期进行水暖的检查及维护。

【流程】

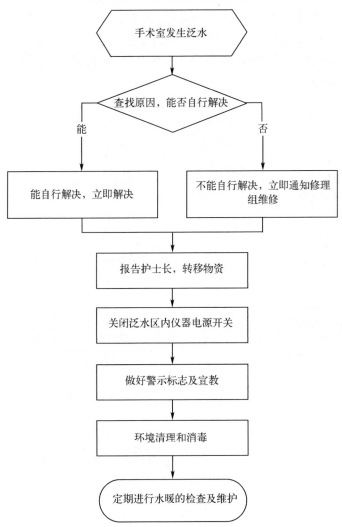

手术室发生泛水应急处理流程图

四、手术室停电的应急预案与流程

【应急预案】

1.通知停电,准备简易呼吸器,平诊手术顺延,自动供电系统切换。

2. 突然停电，自动供电系统如不能顺利切换，立即联系电工班及时抢修。

3. 准备简易呼吸器，应急灯启动，麻醉机、心电监护启动蓄电功能。

4. 密切观察患者病情，安抚患者。

5. 来电后启动设备，重新调节设备参数，做好记录，上报不良事件。

【流程】

手术室停电应急处理流程图

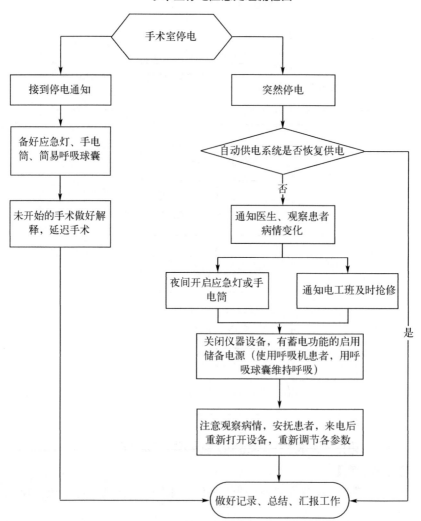

五、手术室停水的应急预案与流程

【应急预案】

1. 通知停水，通知手术人员并进行储水。

2. 突然停水，拨打总务科电话问询原因，并要求尽快恢复供水，上报护士长。

3. 为紧急上台人员提供无菌盐水或蒸馏水。

【流程】

手术室停水应急处理流程图

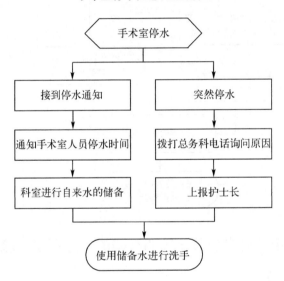

六、手术室中心吸氧装置故障的应急预案与流程

【应急预案】

1. 中心吸氧装置突然故障立即报告麻醉医生、护士长。

2. 正在进行的手术，启用备用氧气筒供气，未开展手术暂停。

3. 观察患者缺氧情况及病情变化，做好记录。

4. 通知医工部检查维修。

5. 上报不良事件，进行分析整改。

【流程】

手术室中心吸氧装置故障应急处理流程图

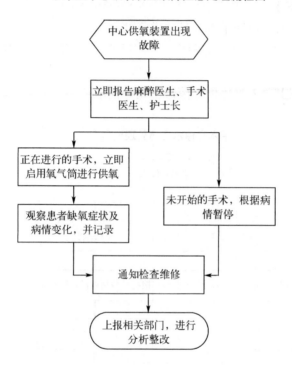

七、手术室中心负压吸引故障的应急预案与流程

【应急预案】

1. 中心负压吸引突然故障立即报告手术医生和麻醉医生，启动备用电动吸引器。

2. 调节合适负压并观察负压吸引效果。

3. 通知医工部人员及时检修。

4. 做好记录。

【流程】

手术室中心吸氧装置故障应急处理流程图

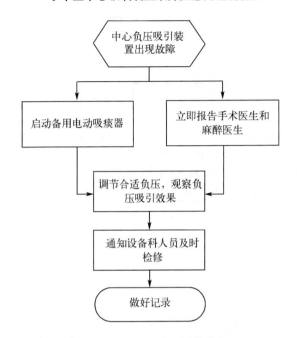

八、手术标本丢失的应急预案与流程

【应急预案】

1. 手术标本需按照标本管理制度严格管理和交接。

2. 手术标本取下，洗手护士需立即将标本妥善放置并登记。一旦发现标本不明去向立即查找，并报告手术医生。

3. 标本送检者需逐项核对，发现标本数量不符立即报告护士长及手术医生，根据环节认真查找。

4. 一旦寻找未果，需立即报告手术科室主任，根据疾病性质，进一步处理，并与患者进行详细沟通。

5. 上报不良事件，组织科室讨论、分析、整改。

【流程】

手术标本丢失应急处理流程图

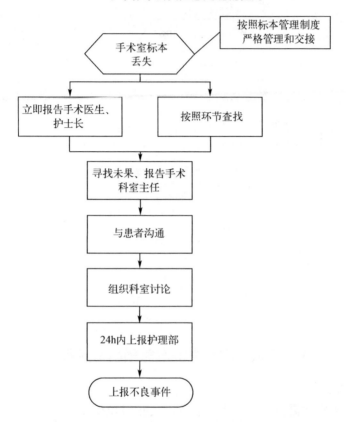

第七节 消毒供应中心护理的应急预案与流程

一、环氧乙烷灭菌器故障的应急预案与流程

【应急预案】

1. 发生环氧乙烷灭菌器故障时，灭菌员应立即报告护士长并通知工程师检修。

2. 通知厂家工程师来维修。

3. 需灭菌的物品如有急用的，改用低温等离子灭菌。

4. 如不能用低温等离子灭菌的物品，电话告知科室调整。

5. 做好灭菌器情况记录及交班。

【流程】

环氧乙烷灭菌器故障应急处理流程图

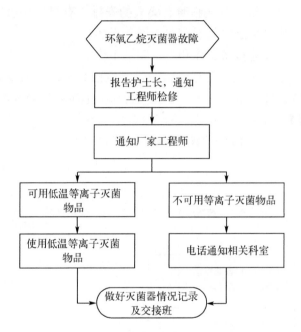

二、压力蒸汽灭菌器爆炸的应急预案与流程

【应急预案】

1. 灭菌员按章操作

（1）按照设备操作规程进行规范操作，每天设备运行前进行安全检查，各种运行条件符合设备要求。

（2）定期进行巡检和记录，发现隐患及时纠正。

2. 出现异常，立即启动相应的应急预案。

（1）设备运行期间要密切观察各项参数。

（2）设备运行时出现仪表数据异常，如出现超高温超高压时，灭菌员立即启动超高温超高压应急预案。

（3）禁止设备在超高温超高压状态下运行，及时通知检修。

3.发生爆炸时，应迅速反应，启动爆炸应急预案。

（1）发现人员应根据发生情况，迅速做出判断，立即报告监控室。

（2）爆炸发生时，发现人员在判断安全的情况下必须及时切断电源。

（3）所有人员应听从临时召集人的安排，有组织地通过日常演练的安全出口或其他逃生的通道迅速撤离现场。

（4）协助安排抢救工作和人员安置工作。

（5）事故发生后，管理者组织进行原因分析，找出事故原因，采取纠正措施，并将事故分析与处理报告通报上级部门和其他相关部门。

【流程】

压力蒸汽灭菌器爆炸的应急处理流程图

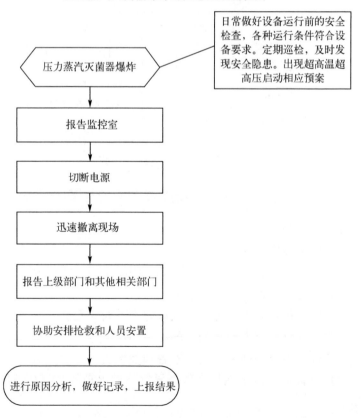